Sven-David Müller

Die 50 besten Fettkiller

- Wie Sie Fett sparen und leichter abnehmen können
- Die wichtigsten Tricks für jeden Tag

TRIAS

4 Vorwort

6 Weniger Fett für eine schlanke Figur

16 Die 50 besten Fettkiller

17 Fette Lebensmittel durch leichte Varianten ersetzen

17 Butter ▪ 18 Margarine ▪ 19 Milch und Kondensmilch ▪ 20 Joghurt, Buttermilch, Dickmilch und Co. ▪ 21 Quark und Frischkäse ▪ 23 Streich- und Schnittkäse ▪ 25 Fleisch ▪ 26 Hackfleisch ▪ 28 Aufschnitt ▪ 29 Geflügel ▪ 30 Fisch ▪ 31 Gemüse, Rohkost und Salate ▪ 33 Kartoffeln, Nudeln, Reis ▪ 34 Brot ▪ 35 Croûtons ▪ 36 Kuchen und Torten ▪ 39 Nüsse ▪ 40 Eiscreme ▪ 41 Süßigkeiten ▪ 42 Schokolade ▪ 44 Knabbergebäck ▪ 45 Fertigprodukte ▪ 46 Getränke

47 Fettbomben in der Küche entschärfen

47 Suppen ▪ 48 Warme Saucen ▪ 49 Salatsaucen ▪ 51 Mayonnaise ▪ 52 Pommes frites, Kroketten, Kartoffelpuffer ▪ 53 Desserts

54 **Küchentechniken mit Fettkiller-Qualitäten**

54 Kochen, Dünsten, Dämpfen und Schmoren ▪ 55 Braten mit wenig Fett ▪ 56 Grillvergnügen das ganze Jahr ▪ 57 Garen im Backofen ▪ 58 Die schnelle Mikrowelle

59 **Den Stoffwechsel aktivieren und die Fettverbrennung anregen**

59 Proteine ▪ 60 Ballaststoffe ▪ 61 MCT-Fette ▪ 61 Zimt ▪ 62 Bierhefe ▪ 62 Cholin ▪ 63 Leptin ▪ 64 Vitamine, Mineralstoffe, Spurenelemente ▪ 65 Wasser ▪ 65 Espresso ▪ 66 Mahlzeitenplanung ▪ 66 Carb-Cancelling am Abend ▪ 67 Sport und Alltagsbewegung

68 **Fettkiller-Strategien**

68 Einkaufen ▪ 70 Restaurant, Kantine, Schnellimbiss ▪ 72 In Ruhe essen

74 **Fettkiller-Tagesplan**

78 Autor, Buch- und Internettipps
79 Register
80 Impressum

Liebe Leserinnen und Leser!

Statt ständig neuer wirkungsloser Diäten brauchen wir eine dauerhaft umsetzbare und lecker schmeckende Ernährung. Mittlerweile ist klar, dass Diäten nichts bringen. Egal was während der Diät eingespart wurde, dauerhaft bleibt das Gewicht oft nicht im gewünschten Bereich, und der Jo-Jo-Effekt holt praktisch alle Übergewichtigen wieder ein.

Neuesten Studien zufolge leben die dicksten Menschen der EU in Deutschland. Und das obwohl rund ein Drittel der Bevölkerung statistisch ständig »auf Diät« ist. Inzwischen quälen sich ja sogar schon Kinder mit teilweise absonderlichen Diätformen ab.

Diäten und Schlankheitsmittel versprechen leider mehr, als sie halten können. Aber der Fehler liegt im System: Eine Diät wird meist als zeitlich begrenzte Kur durchgeführt. Danach verfallen viele Menschen wieder in das alte Essverhalten, das zum Übergewicht geführt hatte. Diesen Teufelskreis zu durchbrechen, ist das Ziel dieses Ratgebers.

Mit den besten Fettspartipps brauchen Sie keine Diät und keine Schlankheitsmittel mehr. Durch die Tipps gelangen Sie automatisch und ohne Probleme zu einem gesunden und figurschonenden Ernährungsverhalten. Dabei sind die Tipps gleichermaßen für

Kinder, Jugendliche und natürlich Erwachsene geeignet – die ganze Familie profitiert davon, und von Verzicht ist keine Rede. Entscheidend: Nicht die gute Laune verschwindet, sondern nur die Fettpolster an Bauch, Hüften Po und Beinen.

Die Fettspartipps sollten Sie den ganzen Tag begleiten. Wenn Sie dieses Buch gelesen haben, werden Sie bei der Zubereitung von Mahlzeiten, beim Einkauf von Lebensmitteln und bei der Mahlzeitenauswahl in der Kantine und im Restaurant einen Riesenschritt vorbei an jedem »Fettnäpfchen« machen.

Je häufiger Ihnen das gelingt, desto einfacher und rascher nehmen Sie ab und fördern gleichzeitig Ihre Gesundheit und Ihr Wohlbefinden. Dabei wünsche ich Ihnen viel Erfolg. Wenn Sie Fragen haben oder weitere Tipps kennen, melden Sie sich bei mir. Ich freue mich sehr auf den Kontakt zu Ihnen und helfe Ihnen bei Fragen selbstverständlich gerne weiter.

Januar 2010

Sven-David Müller

Diätassistent und Diabetesberater DDG

Weniger Fett für eine schlanke Figur

Der menschliche Stoffwechsel ist darauf getrimmt, jede überflüssige Kalorie in den Fettzellen zu speichern. Überlisten Sie ihn, erreichen und halten Sie Ihr Wunschgewicht mit Hilfe wirksamer Fettkiller.

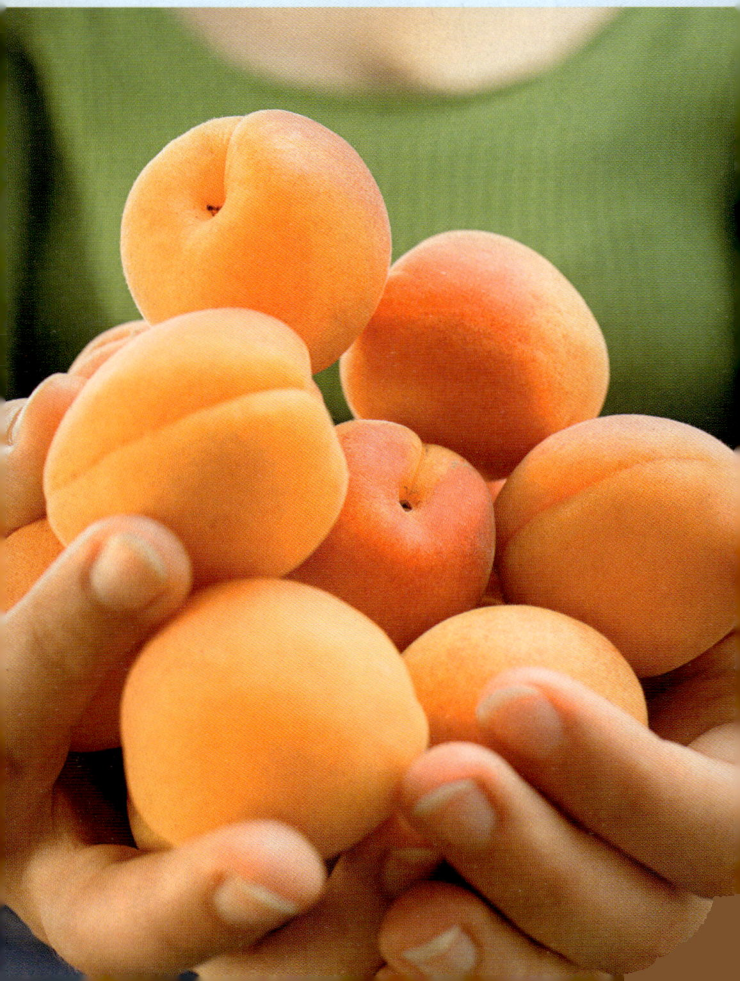

Fettspartipps sind besser als jede Diät

Um Fettreserven nachhaltig abzubauen, muss das Ernährungsverhalten dauerhaft umgestellt werden. Dafür ist eine Diät in der Regel nicht geeignet – wer möchte sich schon lebenslänglich an die komplizierten Regeln einer Diät halten, auf viele Lebensmittel verzichten und Dinge essen, die er nicht mag. Diäten legen es darauf an, dass Sie in möglichst kurzer Zeit möglichst viel Gewicht verlieren. Für eine dauerhaft schlanke Linie sind die Fettspartipps in diesem Ratgeber sehr viel effektiver. Sie lassen sich problemlos in den Tagesablauf einbauen, Sie müssen nicht verzichten und haben keinen Hunger.

Anforderungen an eine sinnvolle Ernährungsumstellung

- Gesund und ausgewogen
- Wohlschmeckend
- Sättigend
- Bedarfsdeckend

Nach kurzer Zeit haben Sie sich an die Fettkiller-Ernährung gewöhnt, und Sie werden dauerhaft schlank sein. Übergewicht ist ein Problem, das sich durch kurzfristige Maßnahmen nicht bekämpfen lässt.

Abnehmen ohne Jo-Jo-Effekt

Während einer Diät reduziert der Körper den Grundumsatz (Ruhe-Nüchtern-Umsatz), das ist die Menge an Energie, die der Körper im Ruhezustand verbraucht.

Der Organismus baut außerdem während einer Diät Muskeln ab, um den Kalorienbedarf einzuschränken. Nach Beendigung der Diät essen die meisten Menschen eher zu viel, und der Körper ist bestrebt, sofort die **Fettreserven** aufzufüllen. Durch die Reduktion des Grundumsatzes ist das besonders einfach. Die Fettpolster werden wieder aufgefrischt, während sich an der Muskelmasse ohne sportliche Anstrengungen nichts ändert. Dadurch wird der Fettanteil des Körpers von Diät zu Diät immer größer, und das Gewicht geht – wie bei einem Jo-Jo – rauf und runter. Je weniger **Muskelmasse** bei einer Diät abgebaut wird, umso besser. Bei einer Fettkiller-Ernährung wird darauf geachtet, dass dem Körper ausreichende Mengen **Protein** zugeführt wird, so dass der Abbau von Muskeln vermieden wird.

Die Energiebilanz bestimmt das Körpergewicht

Immer wenn dem Organismus mehr Kalorien zugeführt werden, als dieser verbrauchen kann, baut er Fett auf und lagert dieses in den Fettzellen ab. Übergewicht ist also ein **Bilanzproblem**. Wenn dem Körper mehr Energie zur Verfügung steht, als er braucht, werden die Überschüsse langfristig als Fett gespeichert.

Um Körperfett abzubauen, muss eine **negative** Energiebilanz erreicht werden, das heißt, dass Sie Ihrem Körper weniger Kilokalorien zur Verfügung stellen, als er braucht. Eine andere Idee ist, mehr Kilokalorien zu verbrauchen – also mehr **Muskelarbeit**, das heißt Bewegung und Sport. Wenn Sie Ihr Gewicht halten möchten, sollte die Energiebilanz ausgeglichen sein.

Die Energiebilanz

Positive Energiebilanz:	Gewichtszunahme
Neutrale Energiebilanz:	Stabiles Gewicht
Negative Energiebilanz:	Gewichtsabnahme

Wer sich also dauerhaft von seinem Übergewicht verabschieden möchten, sollte so lange täglich eine negative Energiebilanz anstreben, bis er sein Wunschgewicht erreicht hat. Dabei ist eine Kombination aus weniger Nahrungsenergie und mehr Bewegung besonders wirkungsvoll. Da der Organismus zu Beginn einer Energiereduktion in erster Linie Muskeln abbaut, sollten keine »Sündentage« vorkommen, in denen Sie alle Kalorienbomben verzehren, denen Sie tagelang aus dem Weg gegangen sind. Das bringt den gesamten Stoffwechsel durcheinander, und der Körper baut in den folgenden Tagen wieder Muskeln statt Fettgewebe ab.

Muskelmasse und Fettpolster

Der Energiebedarf des Körpers ist eng mit dem Muskelanteil verbunden. Viele Muskeln bedeuten einen hohen Energiebedarf und wenig Muskelmasse einen niedrigen Energiebedarf. Ziel sollte es also sein, Muskelmasse auf- und Fettpolster abzubauen. Mit dem Fettkiller-Programm kein Problem! Wer sich täglich ausreichend bewegt, hat grundsätzlich weniger Figurprobleme, nimmt schneller ein paar Pfunde ab und leidet auch weniger unter dem Jo-Jo-Effekt. Die Muskelmasse steigt nur bei regelmäßiger Belastung an. Eine Belastung der Muskulatur muss nicht nur sportliche Betätigung im engeren Sinn sein. Auch Treppensteigen, Fahrradfahren, Spazierengehen oder den Einkauf nach Hause tragen gehören zu einem täglichen **Muskelaufbau-Programm**. Lassen Sie das Auto stehen, rennen Sie mal dem Bus hinterher oder toben Sie mit Ihren Kindern auf dem Spielplatz. Das sind sinnvolle Ergänzungen zu regelmäßig ausgeübten Ausdauersportarten wie Joggen, Walken, Wandern, Rudern oder Schwimmen und **Kraftsport-Einheiten** zum Aufbau von Muskelmasse.

Der Körperfettanteil ist entscheidend

Als Maßstab für die Beurteilung von zu vielen oder zu wenigen Kilos werden häufig Normal- und Idealgewicht oder der Body-Mass-Index (BMI) genannt. Der BMI errechnet sich aus dem Körpergewicht dividiert durch das Quadrat der Körpergröße:

BMI = Gewicht in kg : (Größe in m)^2

Entscheidend für einen gesunden Körper ist jedoch, wie hoch der Anteil an **Fettmasse** ist. Je nach Alter und Geschlecht gelten verschiedene prozentuale Anteile als gesund (siehe Kasten). Den Körperfettanteil können Sie mit Hilfe einer entsprechenden Personenwaage messen, manche Ärzte und Fitnessstudios bieten auch eine Berechnung über die Messung der Hautfaltenstärke an.

Eine erste **Selbstdiagnose** ist einfach: Messen Sie Ihren Bauchumfang mit einem Zentimetermaßband. Mit einem erhöhten Risiko für Herz und Gefäße müssen Frauen mit einem Bauchumfang über 88 cm und Männer mit einem größeren Wert als 102 cm rechnen.

Körperfettanteil in Prozent

	Körperfettanteil bei Frauen			Körperfettanteil bei Männern		
Alter	gut	mittel	erhöht	gut	mittel	erhöht
20–24	22,1	25,0	29,6	14,9	19,0	23,3
25–29	22,0	25,4	29,8	16,5	20,3	24,3
30–34	22,7	26,4	30,5	18,0	21,5	25,2
35–39	24,0	27,7	31,5	19,3	22,6	26,1
40–44	25,6	29,3	32,8	20,5	23,6	26,9
45–49	27,3	30,9	34,1	21,5	24,5	27,6
50–59	29,7	33,1	36,2	22,7	25,6	28,7
über 60	30,7	34,0	37,3	23,3	26,2	29,3

Kohlenhydrate spenden Energie

Ohne Kohlenhydrate wird der Organismus nicht optimal versorgt und erhält praktisch keine Ballaststoffe. Zucker enthält genauso Kohlenhydrate wie Getreide, Hülsenfrüchte, Obst und Gemüse. Es kommt auf die richtige Wahl der Kohlenhydrate an. Kohlenhydratreiche Lebensmittel, die reichlich Ballaststoffe enthalten, sind die richtige Wahl für eine gesunde, figurbewusste Ernährung.

Bewertet wird die Qualität von Kohlenhydraten mit dem glykämischen Index (auch GI, GLYX) und der glykämischen Last (GL). Mit einem Zahlenwert wird angegeben, wie hoch der Blutzuckerspiegel ansteigt und wie lange es dauert, bis er wieder auf »Normalmaß« zurückgegangen ist. Kohlenhydrate mit einem niedrigen glykämischen Index sind beispielsweise Vollkornbrot, Hülsenfrüchte, Getreideflocken, frisches Obst und Gemüse, Pellkartoffeln, bissfest gegarte Nudeln und Basmatireis. Dick machende Lebensmittel mit einem hohen glykämischen Index sind Weißbrot und -brötchen, Toastbrot, Baguette, Kartoffelbrei, Eierteigwaren, Parboiled Reis, Fast Food und Fertigprodukte, zuckerreiche Lebensmittel, gezuckerte Softdrinks und Obstsaft.

Blutzuckerspiegel und Insulin

Insulin ist das blutzuckersenkende Hormon des menschlichen Organismus. Nebenbei ist es leider auch verantwortlich für den Aufbau von Körpermasse – es befüllt sozusagen die Fettzellen und schützt sie vor dem Abbau, außerdem löst Insulin Hunger aus. Bei Lebensmitteln mit einem niedrigen glykämischen Index wird sehr viel Insulin ausgeschüttet. Setzen Sie daher bei Ihrer Fettkiller-Ernährung auf ballaststoffhaltige Kohlenhydrate mit einem niedrigen glykämischen Index.

Eiweiß – Kraftquellen für die Muskulatur

Protein (Eiweiß) ist **elementarer** Baustein aller lebenden Organismen. Viele Bausteine der Proteine, die Aminosäuren, sind für den Körper unentbehrlich, er kann sie aber selber nicht bilden. Daher ist Ihr Körper auf eine regelmäßige und ausreichende Zufuhr an Proteinen angewiesen. Eiweiß macht satt und beugt dem gefürchteten Jo-Jo-Effekt vor. Wenn Sie Ihre Muskulatur ausreichend bewegen und täglich etwa 1 Gramm Protein pro Kilogramm Körpergewicht essen, können Sie den Abbau von Muskelmasse während einer Gewichtsabnahme verhindern. Versorgen Sie Ihren Körper jeden Tag mit ausreichenden Mengen an Protein. Dabei machen Lebensmittel mit wenig Fett und viel Eiweiß genauso satt, wie solche, die reichliche Mengen an Fett enthalten. Gute Eiweißlieferanten sind fettarme Milchprodukte, mageres Fleisch und Fisch, Kartoffeln, Hülsenfrüchte, Getreide und Eier.

Fett: Menge und Auswahl sind entscheidend

Fette versorgen den Körper nicht nur mit Energie, sondern auch mit lebensnotwendigen (essenziellen) Fettsäuren und Vitaminen. Auf Fett ganz zu verzichten ist daher nicht möglich. Aber die meisten Menschen essen zu viel und außerdem noch die falschen Sorten Fett.

Fett macht nicht satt

Von einem Esslöffel Öl, der mit etwa 100 Kilokalorien etwa genauso viel Energie enthält wie eine mittelgroße Banane, werden Sie nicht satt, da hat die Banane mehr zu bieten:

Bevorzugen Sie hochwertige Fette mit ungesättigten Fettsäuren, die Ihrem Körper lebensnotwendige Nährstoffe bieten. Raps-, Lein-, Sonnenblumen-, Maiskeim- und Sojaöl, Diäthalbfettmargarine und Seefisch sind besonders gute Quellen dafür. Gesättigte Fettsäuren, wie sie in Lebensmitteln tierischer Herkunft vorkommen (Butter, Sahne, Fleisch, Wurst) tragen zu einer Erhöhung des **Cholesterinspiegels** bei und sollten nur in geringen Maßen verzehrt werden. Absolut **meiden** sollten Sie möglichst gehärtete Fette, wie sie vorwiegend in Fertigprodukten enthalten sind. Achten Sie auf die Kennzeichnung »pflanzliches Fett gehärtet« oder »teilweise gehärtet«. Die darin enthaltenen **Trans-Fettsäuren** sorgen für einen hohen Cholesteringehalt im Blut und erhöhen den Bedarf an essenziellen Fettsäuren. Schon wenn Sie jeden Tag kleine Mengen Fett einsparen, führt das zu Veränderungen der Körperfettmasse, denn Fett enthält von allen Nährstoffen den höchsten Energiegehalt (siehe Kasten).

Energiegehalt der Nährstoffe

1 Gramm Fett	9 Kilokalorien
1 Gramm Kohlenhydrate	4 Kilokalorien
1 Gramm Protein (Eiweiß)	4 Kilokalorien

Fettgewebsabbau mit Hilfe von Fettkillern

Wenn Sie reichlich Fettkiller in Ihre tägliche Ernährung einbauen, dann werden Sie nach wenigen Tagen **Fettgewebe** abbauen und damit auf dem richtigen Weg zu Ihrem Wunschgewicht sein. Sobald der Organismus Fettgewebe zur Energiegewinnung heranzieht, entstehen Ketonkörper als Zwischenprodukte, die über den Urin und die Atemluft abgegeben werden. Umgekehrt bedeutet dies auch: Wenn **Ketonkörper** im Urin nachgewiesen werden, findet Fettgewebsabbau statt. Keton-Teststreifen erhalten Sie rezeptfrei in der Apotheke. Sie können so ganz leicht selber feststellen, wie Ihr Körper die Fettpolster an Bauch und Oberschenkeln abbaut.

Wie sieht eine Fettkiller-Ernährung aus

Eine gesunde Ernährung – nichts anderes ist eine Ernährung mit Fettkillern – sollte alle Nährstoffe in **ausreichender** Form enthalten. Die Fettkiller-Ernährungsweise gewährleistet, dass es nicht zu Mangelerscheinungen kommt. Die meisten klassischen Diäten führen dauerhaft zu einer Verarmung des Organismus an lebenswichtigen Substanzen. Das stört das empfindliche Gleichgewicht im Körper und kann Schäden hervorrufen. Die Fettkiller-Ernährung beugt dem vor, denn sie enthält ausreichend Vitamine, Mineralstoffe sowie lebenswichtige Fettsäuren und Eiweißbausteine (Aminosäuren).

Wählen Sie also ballaststoffhaltige Kohlenhydrate aus Getreide, Hülsenfrüchten, Gemüse und Obst aus, ergänzen Sie sie durch **hochwertige** und fettarme Eiweißprodukte, wie beispielsweise fettarme Milchprodukte, Fisch, magere Sorten Geflügel, Fleisch und Aufschnitt. Wenig **pflanzliche,** hochwertige Öle zum Kochen, Braten und für Salatdressings runden die Lebensmittelauswahl ab. **Trinken** Sie reichlich, das entlastet Ihre Nieren. Essen Sie von den Fettkillern dreimal am Tag, bis Sie **satt** sind – aber nicht darüber hinaus. Ideen für einen kompletten Fettkiller-Tag finden Sie ab Seite 74.

Die 50 besten Fettkiller

Ob es um fettarme Varianten, wie z. B. Halbfettbutter, fettsparende Küchentechniken, wie z. B. Garen, oder nur die Planung von Fettkiller-Mahlzeiten geht: auf den nächsten Seiten finden Sie alles Wissenswerte und eine Menge Tipps und Tricks für Ihre gute Figur.

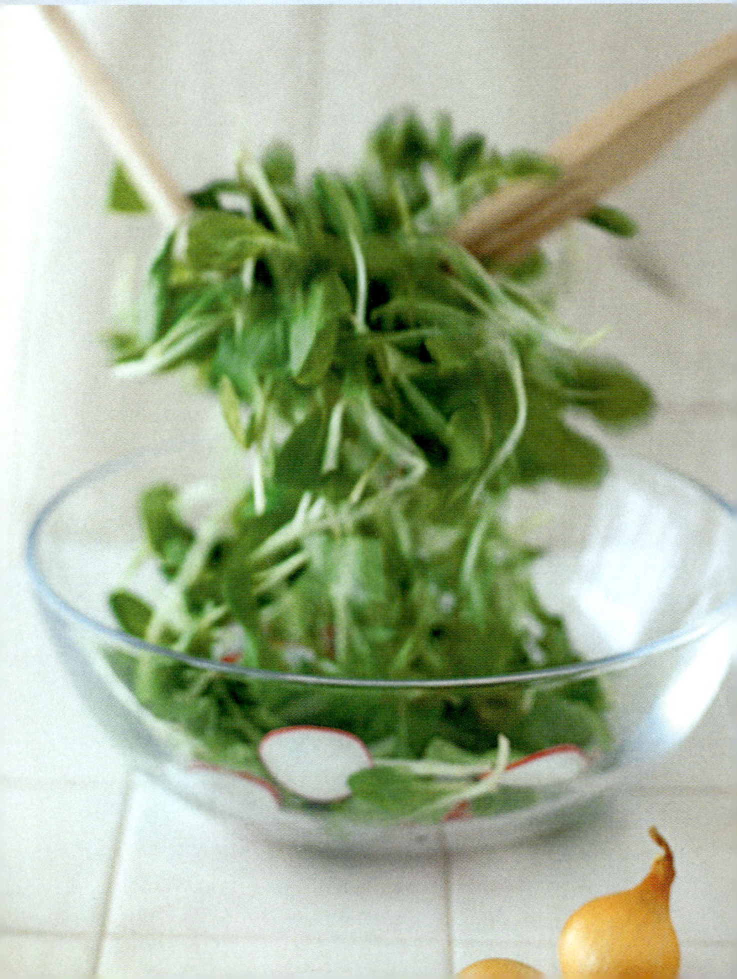

Fette Lebensmittel durch leichtere Varianten ersetzen

Wenn Sie schon beim Einkauf statt Kaffeesahne eine leichte Kondensmilch auswählen oder statt Brühwurstaufschnitt mageren Schinken in Ihren Einkaufswagen legen, ist es ganz einfach, jede Menge Fette fast nebenbei einzusparen.

1 Butter

Butter wird aus Sahne gewonnen und besteht zu mindestens 82 Prozent aus Milchfett. Der Rest sind Wasser und Eiweiß. Butter eignet sich als **Streichfett** und zum Backen. Zum Braten oder gar Frittieren ist Butter nicht geeignet. Bei großer Hitze verdampft das Wasser, das in der Butter enthalten ist und spritzt aus der Pfanne. Außerdem können sich bei höheren Temperaturen krebserregende Stoffe bilden.

Wer Butter sparen will, verwendet **Dreiviertelfettbutter**, die oft auch als fettreduzierte Butter bezeichnet wird und die rund 60 Prozent Fett enthält. Für die schlanke Linie heißt die beste Wahl **Halbfettbutter**, die »nur« rund 40 Prozent Fett enthält. Direkt aus dem Kühlschrank genommen, ist Butter hart, und man muss sie sozusagen in Scheiben auf das Brot oder das Brötchen legen. Für Geschmack und **Streichfähigkeit** ist es optimal, die Butter 20 Minuten vor der Verwendung aus dem Kühlschrank zu nehmen. Weiche Butter lässt sich besser streichen, und Sie verbrauchen einfach weniger davon. Wenn Sie täglich etwa 20 Gramm Butter verwenden und diese ein Jahr lang durch die gleiche Menge Halbfettbutter ersetzen, sparen Sie so viel Fett ein, dass Sie mehr als 3 Kilogramm Körperfett abnehmen können.

2 Margarine

Butter und Margarine waren zu einer Zeit, in der die Menschen schwer arbeiten mussten, ein idealer Fett- und Energiespender. Margarine wurde als **preiswerte Alternative** zur Butter Mitte des 19. Jahrhunderts erfunden. Heute ist Streichfett als Energielieferant mehr als überflüssig. Aber viele Menschen halten an dieser Gewohnheit beharrlich fest. Wie bei Butter, gibt es auch Margarine mit verschiedenen Fettgehaltsstufen. Die fettreduzierten Sorten sind **Dreiviertelfett- und Halbfettmargarine**. Die Bezeichnung »Diät« bezieht sich bei Margarine nicht auf den Fettgehalt, sondern auf die **Qualität der Fettsäuren**. Wenn Sie unter Übergewicht

Leckere Alternativen für Butter und Margarine als Streichfett

- **Meerrettich** unter Schinken
- **Senf** unter Bratenaufschnitt
- **Tomatenmark** unter Schnittkäse
- **Konfitüre** unter Camembert
- **Kräuterquark** unter Aspikaufschnitt
- **Cremig gerührter Quark** unter Konfitüre

und erhöhten Blutfettwerten leiden, sollten Sie sich für eine **Diät-Halbfettmargarine** entscheiden. Sie genügt den Ansprüchen, die der Gesetzgeber an Diät-Margarine stellt, und dem Anspruch, den Sie an einen fettkillenden Brotaufstrich haben.

Diät-Margarine …

… darf nur aus pflanzlichen Ölen sowie Fetten hergestellt werden, und der Gehalt an mehrfach ungesättigten Fettsäuren muss mindestens 50 Prozent betragen.

3 Milch und Kondensmilch

Milch ist kein durstlöschendes Getränk, sondern ein hochwertiges Lebensmittel. Sie enthält besonders **hochwertiges Eiweiß**, das der menschliche Organismus optimal zu körpereigenem Protein umbauen kann. Das in Milch enthaltene Kohlenhydrat, die Laktose, vertragen schon Säuglinge gut, und es erhöht den Blutzuckerspiegel nur milde. Das Milchfett ist besonders **leicht verdaulich** und enthält zudem noch gesundheitsförderliche konjugierte Linolsäure (CLA). Ob die Milch pasteurisiert, ultrahocherhitzt oder sterilisiert ist, macht für die gesunden Inhaltsstoffe kaum etwas aus.

Wichtiger ist in diesem Zusammenhang der **Fettgehalt** der Milch. Von Natur aus enthält Kuhmilch 3,5 bis 3,8 Prozent Fett. Entrahmte Milch mit nur 0,1 Prozent Fett oder fettarme (=teilentrahmte) Milch mit 1,5 Prozent

Fett sind köstliche Alternativen, mit denen man enorme Mengen an Fett sparen kann. Wenn Sie täglich etwa ¼ Liter Milch verwenden und Vollmilch gegen entrahmte Milch austauschen, sparen Sie innerhalb eines Jahres rund 3 Kilogramm Fett ein. Schon dadurch können Sie einige Kilo im Jahr abnehmen.

Die klassische Tasse Kaffee gehört für viele zu einem festen Bestandteil des Tages. Sollten Sie zu der Gruppe der Milchkaffee-Liebhaber gehören, können Sie durch die Wahl der Milch, mit der Sie Ihrem Kaffee die wunderbare hellbraune Farbe geben, eine Menge Fett sparen. Sind Sie Kondensmilch-Fan? Ersetzen sie Kaffeesahne (bis zu 15 Prozent Fett) oder Dosenmilch mit 10 oder 7,5 Prozent durch eine leichte Sorte mit 3 bis 4 Prozent Fett. Ganz nebenbei können Sie so Fett einsparen, ohne dass Sie etwas vermissen.

Trinkmilch – Inhaltsstoffe im Vergleich

Während Vollmilch pro 0,2-Liter-Glas 7 Gramm Fett enthält, sind es bei der gleichen Menge fettarmer Milch nur 3 Gramm und bei Magermilch 0,2 Gramm.

4 Joghurt, Buttermilch, Dickmilch und Co.

Gesäuerte Milchprodukte, besonders solche mit probiotischen Kulturen, sind sehr gut verträglich und enthalten Mikroorganismen, die für die Darmgesundheit von

Vorteil sind. Besonders gute Fettkiller sind Produkte mit 0,1 Prozent Fett. Dank cremiger Rezepturen gilt die Ausrede »die schmecken nicht« schon lange nicht mehr. Achten Sie bei Produkten mit Fruchtzubereitung auf einen möglichst geringen Zuckerzusatz. Mit Süßstoff gesüßte Produkte sind natürlich besonders kalorienarm. Vorsicht ist bei »Diät«-Produkten geboten, es lauern die reinsten Fettfallen auf Sie: Diät-Sahnedickmilch oder Diät-Sahnepudding enthalten reichlich Milchfette und unterscheiden sich von anderen fetthaltigen Produkten lediglich in der Wahl der Süßungsmittel.

Der ideale Joghurt …

… enthält etwa 45 bis 55 Kilokalorien pro 100 Gramm und keine künstlichen Zusatzstoffe, wie z. B. Aroma- oder Farbstoffe.

5 Quark und Frischkäse

Quark und Frischkäse sind unter Konfitüre oder als Basis für ein cremiges Dessert unschlagbar. Auch hier heißt es: Aufgepasst! Bei Magerquark und Sahnequark ist schon anhand der Namen deutlich erkennbar, was drinsteckt.

Bei Frischkäse wird die Sache etwas komplizierter. Käse verliert im Verlauf der Reifung und Lagerung an Wasser und Gewicht. Als Kennzeichnung für Käse – und dazu gehört der Frischkäse eben – hat der Gesetzgeber

vorgesehen, dass der Fettgehalt in der Trockenmasse angegeben wird (F. i. Tr.). Der **absolute** Fettgehalt von Käse liegt unter dem **Fettgehalt in der Trockenmasse** und ist bei weichem Käse niedriger als bei schnittfestem Käse oder Hartkäse, wie z. B. Parmesan.
Viele Hersteller schreiben mittlerweile zusätzlich zu der gesetzlichen Angabe des Fettgehalts in der Trockenmasse auch den absoluten Fettwert auf Frisch- oder Schnittkäse. Dieser Wert sieht für den Verbraucher viel »freundlicher« aus: Ein Frischkäse mit »nur 17 Prozent Fett absolut« hat einen Fettgehalt i. Tr. von etwa 55 Prozent. Magerquark und fettarme Sorten Frischkäse sind etwas trockener und hinterlassen daher nicht dieses cremige, geschmeidige Gefühl im Mund, das viele Menschen an Sahnequark und Doppelrahmfrischkäse so schätzen.

Für Eilige:

Im Kühlregal vom Supermarkt finden Sie auch fertigen Cremequark mit nur 0,1 Prozent Fett und einer samtigen Cremigkeit.

Dem möglicherweise trockenen Mundgefühl kann aber abgeholfen werden: Vermischen Sie 250 Gramm **Magerquark** mit einer halben Tasse **kohlensäurereichem Mineralwasser** und vermischen Sie beide Zutaten mit dem Pürierstab, bis alles ganz cremig ist. Das Gleiche funktioniert auch mit mageren Sorten Frischkäse und Frischkäsezubereitungen, beispielsweise Kräuter- oder Meerrettichfrischkäse. Auf dieser Basis können Sie Desserts, süße und herzhafte Aufstriche oder fettarme Dressings herstellen, die an **Geschmack und Cremigkeit** ihresgleichen suchen und die dabei echte Fettkiller sind.

6 Streich- und Schnittkäse

Käse enthält ansehnliche Mengen des lebenswichtigen Mineralstoffes **Kalzium**, der für eine lebenslange **Knochengesundheit** unersetzlich ist. Wenn man bedenkt, dass für 1 Kilogramm Schnittkäse etwa 10 Liter Milch verarbeitet werden, erkennt man, dass in 1 Kilogramm Käse auch der Fettgehalt von 10 Liter Milch enthalten ist. So sind Camembert, Schnitt- und Hartkäse meistens die reinsten Fett- und Kalorienbomben. **Sauermilchkäse** – der bekannteste Vertreter dieser Käseart ist vermutlich der **Harzer Käse** – ist von Natur aus freundlich zur Figur.

Käse – auf die richtige Wahl kommt es an

Lebensmittel	Menge in g	Energie in kcal	Fett in g
Quark, Magerstufe	100	75	0,2
Kochkäse, Magerstufe	100	84	0,5
Sauermilchkäse	100	131	0,7
Hüttenkäse, Magerstufe	100	82	1,4
Schnittkäse, 30 % F. i. Tr.	100	257	16,0
Weichkäse, 50 % F. i. Tr.	100	309	25,0
Schnittkäse, 45 % F. i. Tr.	100	365	29,0
Hartkäse, 50 % F. i. Tr.	100	440	35,0

Wie Sie den absoluten Fettgehalt von Käse bestimmen:

Frischkäse:	Fettgehalt in Trockenmasse x 0,3
Weichkäse:	Fettgehalt in Trockenmasse x 0,5
Schnittkäse:	Fettgehalt in Trockenmasse x 0,6
Hartkäse:	Fettgehalt in Trockenmasse x 0,7

Daraus ergibt sich für einen Schnittkäse mit 45 Prozent F. i. Tr. ein absoluter Fettgehalt von 45 x 0,6 = 27 Gramm Fett pro 100 Gramm.

Als **Magerkäse** mit unter 1 Prozent Fett ist Sauermilchkäse ein vielseitig verwendbarer, kalziumreicher und fettarmer Freund Ihrer Figur. Pikante und milde Sorten bringen Abwechslung in die Küche. Als **Brotbelag**, gewürfelt über den Salat gestreut, zum **Überbacken** und Gratinieren machen Harzer, Mainzer, Land- und Korbkäse garantiert eine gute Figur!
Wenn Sie täglich anstatt einer Scheibe Schnittkäse eine Portion Harzer Käse essen, sparen Sie innerhalb eines Jahres so viel, dass Sie bis zu 4 Kilogramm abnehmen.
Aber immer nur Harzer Käse ist natürlich auch nicht abwechslungsreich. Die Fettkiller-Alternative für Streich- oder Schmelzkäse heißt **Kochkäse**. Während **Schmelzkäse** in der Regel 30 bis 50 Prozent Fett in der Trockenmasse enthält, gibt es Kochkäse ab figurschonenden 1,5 Prozent Fett absolut. Dieser leckere streichbare Käse ist nahezu **fettfrei** und steht dem Harzer Käse in Geschmack und Vielseitigkeit in fast nichts nach. Kochkäse ist ein idealer Brotaufstrich, gut zum Überba-

cken geeignet und auch für die Cremigkeit von Suppen und Saucen eine wahre Bereicherung.

7 Fleisch

Als wichtiger Lieferant hochwertiger Proteine, wertvoller Vitamine und von Eisen, leistet Fleisch einen wichtigen Beitrag zur gesunden Ernährung. Wichtig ist, dass die Fleischportionen nicht so groß sind, dass man Mühe hat, die Gemüseportion auf dem Teller zu finden. Außerdem ist entscheidend, für welches Stück Fleisch Sie sich beim Einkauf entscheiden.

Schweinefleisch ist völlig zu Unrecht als Dickmacher in der Diskussion. Es enthält durchschnittlich nicht mehr Fett, Cholesterin und Purin (Harnsäure) als Rindfleisch. Verwenden Sie von Rind, Schwein und Kalb magere Fleischsorten wie Filet, Kotelett und Steaks.

Ersetzen Sie Speckwürfel durch solche aus rohem Schinken. Den gibt es fertig verpackt in der Kühltheke. Ganz magere Sorten haben nur 3 Prozent Fett. Sichtbares Fett, z. B. von Kochfleisch, entfernen Sie besser erst nach der Zubereitung, es sorgt dafür, dass das Fleisch aromatisch und saftig bleibt. Versuchen Sie doch auch einmal Ka-

Das Schnitzel – Fettkiller oder Fettbombe?

Während eine Portion Schweineschnitzel »natur« 6 bis 9 Gramm Fett enthält, sind es bei einem vergleichbaren Stück paniertem Schnitzel satte 16 bis 18 Gramm Fett.

ninchen- oder Hasenfleisch, auch **Wildfleisch** ist eine köstliche und figurfreundliche Alternative.
Paniertes Fleisch sollten Sie allerdings weitgehend aus Ihrem Fettkiller-Ernährungsprogramm streichen. Die **Panierung** saugt sich beim Braten wie ein Schwamm voller Fett und lässt das magerste Stück Fleisch zur ungesunden Fettbombe werden.
Leider sind auch die beliebten **Würstchen** (Wiener, Frankfurter, Bock- und Bratwürste) alles andere als fettarm. Wählen Sie fettreduzierte **Geflügelprodukte** aus – die sind nicht gerade echte Fettkiller, aber wenn der Heißhunger auf ein Würstchen groß ist, haben Sie mit Geflügelprodukten die richtige Wahl getroffen.

Fleisch: die richtige Wahl

Schweinefilet und magere Schnitzel enthalten etwa 2 Gramm Fett, ein Schweinebraten mit Schwarte bringt es auf rund 30 Gramm. Rindersteak schlägt mit etwa 4 Gramm Fett zu Buche, Ochsenbrust enthält bis zu 28 Gramm Fett (jeweils pro 100 Gramm).

8 Hackfleisch

Hackfleisch ist besonders **vielfältig** einzusetzen und ein **hochwertiger** Bestandteil der gesunden Ernährung. Hackfleisch sollte möglichst frisch gekauft und direkt verarbeitet werden, da es durch seine große Oberfläche Bakterien eine gute Angriffsfläche bietet. **Schweinemett** und -hack, gemischtes und **Rinderhackfleisch** enthalten zwischen 20 und 35 Prozent Fett, Hackfleisch aus magerem Rindfleisch wird je nach Region **Schabefleisch, Beefsteakhack oder Tatar** genannt. Hier schreibt der Gesetzgeber vor, dass höchstens 6 Prozent Fett enthalten sein darf.

Für besonders **saftige Frikadellen** oder Hackbraten können Sie dem Hackfleischteig Magerquark, den Sie vorher mit Mineralwasser zum Cremequark verarbeitet haben (siehe Seite 22), zugeben. 100 Gramm Quark auf 500 Gramm Hackfleisch sind eine ideale Mischung.

Eine pikante Note erhalten Frikadellen und **Hackbraten**, wenn Sie außerdem noch etwa 100 Gramm geriebene oder grob geraspelte Möhren, Kohlrabi, Sellerie oder – ganz pikant – Rettich oder Meerrettich zugeben. Experimentieren Sie auch mit Tomatenmark, passierten Tomaten, Paprika, Senf oder Kräuterquark, Knoblauch und Zaziki. Die Fettkiller-Zubereitung: Für einen Hackbraten die Backform mit Backpapier auskleiden, Frikadellen im Backofen auf Backpapier garen. Dünne Frikadellen lassen sich auch gut mit dem **Kontaktgrill** oder dem **Waffeleisen** zubereiten.

Fettkiller-Burger

Aus Tatar, Quark, geraspelten Möhren, Zwiebeln und Knoblauch sehr flache Frikadellen formen und mit dem Kontaktgrill einige Minuten garen. Die Bulette in ein aufgeschnittenes Vollkornbrötchen legen und nach Geschmack mit Kräuterquark, Tomatenmark, Salatblättern, Tomaten- und Gurkenscheiben belegen.

9 Aufschnitt

Wir sind Weltmeister in Sachen Wurst und Aufschnitt. In Deutschland gibt es die meisten Sorten, und der Verbrauch ist kaum noch zu überbieten!
Leider enthalten die meisten Wurstsorten nicht etwa nur reines und fettarmes Muskelfleisch. In der Fleischwarenindustrie und auch beim Metzger um die Ecke fällt an allen Ecken und Enden Fett an. Es wird von den verschiedenen Fleischteilen abgeschnitten, und bestimmte, meist fettere Sorten Fleisch kauft der Verbraucher heutzutage nicht mehr. Alle diese Abschnitte und Fettzipfel werden zu Aufschnitt verarbeitet. Wurst ist eine Zubereitung von zerkleinertem Fleisch, Speck, Salz und Gewürzen. In bestimmten Sorten sind auch Blut oder Innereien enthalten. Fein zerkleinerte Wurst, wie Mortadella oder Fleischwurst, und Streichwurst, wie Leber- oder Teewurst, sollten Sie grundsätzlich misstrauisch betrachten. Rotes Fleisch mit Fett fein zerkleinert ergibt die typische Wurstfarbe von Brühwürsten. Außerdem

Fettkiller auf dem Pausenbrot

Roastbeef ■ Kasseler ■ Geräucherte Putenbrust ■ Gekochter Schinken ■ Schweinebraten (Fettrand abschneiden) ■ Roher und geräucherter Schinken (Fettrand abschneiden) ■ Lachsschinken (Fettrand entfernen) ■ Graved Lachsfleisch ■ Corned Beef ■ Schinken- und Geflügelaspik ■ Rauchfleisch ■ Bündner Fleisch ■ Geflügelaufschnitt ■ Fettreduzierte Spezialprodukte

sollten Sie bedenken, dass Fett sehr streichfähig ist. Wirklich fettarme Streichwürste kann es daher nicht geben. Auch Salami ist nicht eben fettarm.
Streichwurst, Salami und Mettwurst gibt es natürlich auch in **Light-Varianten**. Sie enthalten viel weniger Fett als die Originalprodukte, können allerdings nie so fettarm sein wie eine Scheibe magerer Schinken oder Bratenaufschnitt. Auch Sülze, Aspikwurst und **Corned Beef** gehören – bis auf wenige Ausnahmen – zu den fettarmen Aufschnittsorten. Das Aspik ist fettfrei und das darin enthaltene Fleisch ist in den meisten Fällen Schinken, Geflügel oder mageres Fleisch. Hausmacher-Sülzen mit knorpeligen Fleischteilen und Schwartenstückchen erkennen Sie sofort als Fettbomben.

10 Geflügel

Geflügelfleisch ist nicht automatisch und immer fettarm. Genau wie bei Schweine- und Rindfleisch kommt es auf die richtige Wahl an. **Hähnchen- und Putenfleisch** gehört zu den mageren Sorten. Das meiste Fett sitzt in und unter der Haut. Wenn Sie die Haut nach der Zubereitung entfernen und das Fett aus der Pfanne weggießen, haben Sie ein gesundes, proteinreiches Stück Fleisch – und damit einen echten Kalorienkiller – auf Ihrem Teller. Enten- und vor allem **Gänsefleisch** enthält schon im reinen Muskelfleisch reichlich mehr Fett als Pute und Hähnchen, von der Haut ganz zu schweigen. **Geflügelwurst** ist in der Regel deutlich fettärmer als Wurst aus anderem Fleisch. Sie können große Fettmengen einspa-

Geflügelfleisch mit Fettkiller-Qualitäten

Hähnchen- und Putenbrustfilet enthalten unter 1 Prozent Fett und sind damit Fettkiller der besonderen Art. Enten- und Gänsebraten mit etwa 17 bis 30 Gramm Fettgehalt können da nicht mithalten.

ren, wenn Sie grundsätzlich Ihre Lieblingssorte Aufschnitt durch ein entsprechendes Geflügelprodukt ersetzen. Bei verpackten Lebensmitteln ist es ganz einfach: Wenn auf dem Produkt der Hinweis »nur 2 Prozent Fett« prangt, dann können Sie sich darauf verlassen.

11 Fisch

Die meisten Seefischarten können mit Fug und Recht als Fettkiller bezeichnet werden. Seefisch ist häufig extrem arm an Fett und liefert dem Körper reichlich sättigendes Eiweiß. Das hochwertige Eiweiß im Fisch ist leichtverdaulich und liefert wertvolle Aminosäuren, das sind die kleinsten Eiweißbausteine, die dem Körper in ausreichender Menge zugeführt werden müssen. Zudem liefert Seefisch schilddrüsengesundes Jod. Ohne Jod kann die Schilddrüse nicht ausreichend Hormone bilden, und eine Unterfunktion der Schilddrüse führt zu einem ungesunden Stoffwechsel und eventuell zu einer Gewichtszunahme. Seefisch enthält sogar die wichtigen Omega-3-Fettsäuren, die einer übermäßigen Insulinproduktion Einhalt gebieten können. Sie sollten versuchen, ein- bis zweimal pro Woche fettarmen Seefisch zu essen. Probieren Sie sich durch das Angebot des Fischhändlers und experimentieren Sie mit neuen Rezepten. Schnitzel, Buletten, Gulasch, Currys und Frikassees lassen sich nicht nur aus Fleisch herstellen.

Frisch aus dem Meer

Mit unter 1 Prozent Fett führen Lengfisch, Schellfisch, Kabeljau, Seelachs und Rotzungen die Liste der Fettkiller-Fische an.

12 Gemüse, Rohkost und Salate

Gemüse ist gesund – darüber sind sich Ernährungswissenschaftler einig. Als Salat, Rohkost oder knackig gegart – Gemüse ist kalorien- und fettarm (außer Oliven) und bietet dabei eine reichliche Menge an Ballaststoffen und sekundären Pflanzenstoffen. Pilze und Hülsenfrüchte liefern sogar eine Menge lebenswichtige Eiweißbausteine. Sie bieten also den doppelten Fettkiller-Effekt, denn sowohl Eiweiß als auch Ballaststoffe fördern die Sättigung und beugen unkontrollierten Essattacken wirkungsvoll vor – Sie sind einfach länger satt!
Wenn es schnell gehen muss, können Sie problemlos auf tiefgefrorenes Gemüse zurückgreifen. Discounter, Supermarkt und Bioladen bieten eine breite Auswahl. Tiefkühlgemüse enthält tatsächlich sogar mehr Vitamine als manches »Frisch«-Gemüse, das im Laden und

bei Ihnen zu Hause etliche Tage auf seine Verarbeitung wartet. Aber Achtung: In vielen Packungen finden sich Kräuterbutter, fettige Saucen oder Sahnezubereitungen. Damit wird das an sich gesunde Gemüse vom Fit- zum Fett-Food.

Achten Sie bei Fertiggerichten und Gemüse aus der Tiefkühltruhe auf das **Zutatenverzeichnis**. Immer wenn mehr als Gemüse »pur« in der Tüte steckt, müssen Sie mit großen Fett- oder Kalorienmengen rechnen.

Gemüse aus der Pfanne

Gerade die vermeintlich leichten Pfannen-, Wok- und Mischgemüse-Zubereitungen werden oft mit größeren Mengen Fett »angereichert«, bevor sie schockgefrostet werden. Auch bei cremigen Zubereitungen sollten Sie die Zutatenliste kritisch prüfen.

Wenn es Ihnen bei Gemüseprodukten vorwiegend um die Bequemlichkeit geht, ist auch Gemüse aus der **Konservendose** zu empfehlen. Das ist weit besser als sein Ruf. Beim Konservieren werden alle wichtigen Inhaltsstoffe **schonend** haltbar gemacht – ideal für den Gemüsevorrat und die schnelle Küche.

Salat ist ein echter Fettkiller. Die enthaltenen Ballaststoffe machen lange satt und binden gleichzeitig Fett. Vitamine, Mineralstoffe und sekundäre Pflanzenstoffe regen den **Stoffwechsel** an. Ein Teller voll Blattsalat oder **Rohkost** – als Vorspeise mit einem fettarmen Dressing genossen – füllt den Magen schon einmal auf leichte Weise, bevor das Hauptgericht gegessen wird.

Der ideale Fettkiller-Salat …

… besteht aus Rohkost (z. B. Möhren, Kohlrabi, Tomaten, Gurken), Blattsalaten (z. B. Eisberg-, Kopf- und Feldsalat, Radicchio, Chicoree, Rauke), knackig gegartem Gemüse (z. B. Erbsen, Mais, grüne Bohnen) und Hülsenfrüchten (z. B. Kidneybohnen, weiße Bohnen). Suchen Sie sich eine bunte Mischung aus und genießen Sie dazu ein fettarmes Dressing (siehe Seite 49 ff.).

13 Kartoffeln, Nudeln, Reis

Die beliebten **Beilagen** sättigen gut und sind daher zusammen mit großen Gemüseportionen bestens geeignet, den Magen ausreichend zu füllen, ohne ihn zu belasten. Dabei muss man bedenken, dass Gemüse immer einen besseren **glykämischen Index** besitzt und damit für eine geringere Insulinausschüttung sorgt (siehe Seite 11 f.). Die größte Portion auf dem Teller sollte daher nicht aus den sogenannten **»Sättigungsbeilagen«** bestehen, sondern aus Gemüse.
Hinzu kommt, dass die beliebtesten Rezepte für Kartoffeln, Nudeln und Reis häufig diejenigen sind, die nicht ohne reichliche Fettzugaben auskommen. Pommes frites, Gratins und Aufläufe gehören dazu, aber auch Kartoffel-, Nudel- und Reissalate, die häufig in einem »Meer« aus fettiger Mayonnaisesauce ertrinken. Optimal ist es natürlich, solche Salate selbst herzustellen, dann liegt die Kontrolle über die Zutaten in Ihren Händen.

Resistente Stärke

Kochen Sie Kartoffeln ruhig auf Vorrat, z. B. für einen Kartoffelsalat. Das spart nicht nur Zeit: Beim Abkühlen der Kartoffeln verändert sich ein Teil der darin enthaltenen Stärke zu einem besonderen lange sättigenden Ballaststoff, der resistenten Stärke.

Ideale Grundzutaten sind Pellkartoffeln, bissfest (al dente) gegarte Vollkornnudeln ohne Ei und Basmatireis. Mayonnaise lässt sich durch leichtere Sorten ersetzen und durch Joghurt verdünnen, oder Sie verwenden eine klare Salatsauce aus einer guten Gemüsebrühe, abgeschmeckt mit etwas Zitronensaft oder Essig. Aber der beste Fettspartipp ist wohl, eine große Menge Kartoffeln, Nudeln oder Reis durch Gemüse zu ersetzen. Das macht die Salate appetitlich bunt und knackig lecker, und Ihr Fettkonto wird deutlich entlastet. Gleichzeitig erhöhen Sie die Zufuhr lebenswichtiger Vitalstoffe.

14 Brot

Die Deutschen sind klassische Brotesser. Kaum eine kalte oder warme Mahlzeit kommt ohne das »Gebackene Getreide« aus. Dabei ist der Oberbegriff sehr weit gefasst. Vom sättigenden, ballaststoffreichen Vollkornbrot bis zum fettigen, aus Auszugsmehlen zubereiteten Buttertoast, Brioche oder Croissant reicht der Sammelbegriff. Süße und fetthaltige Brote haben einen doppelt negativen Einfluss auf den Stoffwechsel. Zum einen bekommt der Körper große Mengen an Fett zugeführt, schon ein kleines Croissant enthält etwa 18 Gramm Fett. Zum anderen lockt der enthaltene Zucker reichlich Insulin aus der Bauchspeicheldrüse, und das Fett kann praktisch ungehindert in die Fettzellen eingelagert werden. Wenn Sie Fett einsparen möchten, ist es auch ratsam, auf Brot und Brötchen mit Ölsamen oder Nüssen zu verzichten. Ein Kürbiskern-, Sesam- oder Sonnenblumenbrötchen, das zusätzlich zu den eingebackenen Samen auch noch von außen dick damit bestreut wird, belastet Ihr Fettkonto mehr, als Ihrem Taillenumfang lieb ist.

Brot – ja bitte!

Vollkornbrot muss nicht grobkörnig und staubtrocken sein – diese Zeiten sind vorbei! Wenn Sie an Vollkornbrot nicht gewöhnt sind, wählen Sie anfangs eventuell Mischbrote aus Vollkorn. Besonders saftig sind Sorten, die vorwiegend aus gequetschten Körnern bestehen. Lassen Sie sich beim Vollkornbäcker oder im Reformhaus beraten.

15 Croûtons

Croûtons sind eine knusprige Bereicherung für einen knackigen, bunten Salat. Sie sollten sie nur nicht fetttriefend in Butter oder Rapsöl braten oder gar Fertigprodukte verwenden. Alle Vorteile, die Ihnen ein frischer

Croûton-Vielfalt

Auch aus Ciabatta, deftigem Mischbrot, Schwarzbrot und Pumpernickel lassen sich im Toaster Croûtons herstellen. Grob zerbröselter Zwieback oder Knäckebrot sind eine schnelle Alternative.

Fettkiller-Salat bietet, wären sofort zunichte gemacht. Sie müssen aber nicht darauf verzichten: Reiben Sie (Vollkorn-)Toastbrot mit einer halbierten Knoblauchzehe ab und toasten es dann im Toaster. Sie können den Toaster etwas höher einstellen, als Sie es gewohnt sind, dann werden die Toastbrote besonders knusprig. Danach das Brot herausnehmen, mit Kräutern, Gewürzen oder mit einer Knoblauchpaste dünn bestreichen und erkalten lassen. Kurz bevor Sie den Salat genießen möchten, würfeln Sie das Toastbrot und geben die knusprigen Croûtons über den Salat. Für größere Mengen »Knusperwürfel« benutzen Sie am besten den Backofen. Toastbrotscheiben – mit oder ohne Knoblauchabrieb – werden auf ein mit Backpapier ausgelegtes Blech gelegt und bei 180 bis 200 °C leicht gebräunt. Dann kurz den Grill einschalten, und die Oberfläche ist in wenigen Minuten knusprig.

16 Kuchen und Torten

Den süßen Verlockungen auf Dauer zu widerstehen ist für die meisten Menschen unmöglich. Zum Glück gibt es auch bei den »süßen Verführern« einige, die sich für eine **figurfreundliche** Ernährung gut eignen. Die meisten Kuchen und Torten, mit denen der Bäcker an der Ecke lockt, sind leider eher nicht die beste Wahl. Wenn es sich nicht vermeiden lässt, wählen Sie am besten ein Stückchen **Obsttorte** mit Biskuitboden aus. Bei der Biskuitrolle ist schon wieder Vorsicht geboten; ob die Füllung aus Sahne oder **Joghurtcreme** besteht, sieht man ihr meistens nicht an. Die besten Möglichkeiten, die »Fettfalle« zu umgehen, haben Sie, wenn Sie selber zum Bäcker und Konditor werden.

Fettkiller und Fettbomben im Vergleich

Fettkiller	Menge/g	Energie/kcal	Fett/g
Baiser	100	364	0
Russisch Brot (ABC-Kekse)	100	381	1
Gebackener Käsekuchen ohne Boden	100	115	2
Obstkuchen, Biskuit	100	157	2
Löffelbiskuits	100	414	8
Hefezopf mit Rosinen	100	302	9
Rührkuchen mit Joghurt und Obststückchen	100	286	11
Fettbomben			
Buttercremetorte	100	316	19
Rührkuchen mit Mandeln und Schokostückchen	100	385	21
Sahnetorte	100	346	24
Blätterteiggebäck	100	527	38

Quarkkuchen der leichten Art

1 kg Magerquark oder Cremequark mit 4 EL Grieß, 3 Eiern, 1 ½ bis 2 TL Süßstoff, 1 ½ Tüten Puddingpulver Vanillegeschmack (zum Kochen) und 2 EL Zitronensaft gut verrühren. Den Boden einer Springform mit Backpapier auslegen und den Kuchen bei 200 °C 1 Stunde backen. Besonders lecker: frische Früchte (z. B. Heidelbeeren oder Apfelspalten) oder abgetropftes Dosenobst (z. B. Pfirsiche oder Sauerkirschen) unter den Quark rühren.

Biskuitteig wird ohne Butter oder Margarine zubereitet. Das enthaltene Fett stammt nur aus Eiern. Ein paar frische Erdbeeren, Himbeeren oder Aprikosenspalten und ein wenig Tortenguss auf den Biskuitboden – fertig. Eine Biskuitroulade mit **Joghurt-Obst-Füllung** krönt jede Kaffeetafel. Auch Hefeteig enthält wenig Fett und ist daher gut geeignet, süße Leckereien – z. B. einen **Rosinenzopf** – selbst herzustellen.

Bei **Rührkuchen** können Sie mindestens ein Drittel der im Rezept angegebenen Fettmenge durch **Magerjoghurt** ersetzen. Dabei sollten Sie pro 100 Gramm Magerjoghurt noch einen Esslöffel Grieß oder – besonders lecker – einen Esslöffel Vanille-Puddingpulver zugeben, damit der Kuchen genügend Bindung bekommt. Statt Schokostückchen und Mandelsplittern rühren Sie einen grob geriebenen Apfel oder abgetropfte **Mandarinenstückchen** aus der Dose unter.

Auch eine gebackene **Quarktorte** (die ganz schnelle Version wird ohne Boden gebacken) lässt Genuss ohne Reue zu. Baisers, **Löffelbiskuits** und Russisch Brot sind kleine

Leckereien, die Ihr Fettkonto nicht ruinieren. Bei so viel Auswahl sollte es doch leicht sein, die echten Fettbomben wie Buttercreme- oder Sahnetorten, Blätter- oder Plundergebäck in der Konditorei liegenzulassen.

17 Nüsse

Nüsse sind nachweislich **herzgesund** und beugen vielen ernährungsbedingten Krankheiten wirksam vor. Aber Vorsicht: Nüsse gehören zu den **fettreichsten** Lebensmitteln überhaupt. **Macadamianüsse** enthalten mit 73 Prozent fast genauso viel Fett wie **Butter** oder Margarine. Eine Packung ist schnell weggenascht und damit haben Sie einen großen Teil Ihres Energie- und Fettbedarfs abgedeckt, sind dabei aber leider nicht satt geworden. Ähnliches gilt für Mandeln, Cashewkerne, Hasel- und Walnüsse, Erd- und Paranüsse. **Salzhaltige Nüsse** machen Appetit auf immer mehr, und das Öl, in dem die Nüsse geröstet werden, ist meist nicht von bester Qualität. Zugegeben: Nüsse enthalten viele **ungesättigte Fett-**

Knabber-Alternative

Die knackige Knusper-Alternative zu Nüssen: geröstete Sojabohnen, die Sie im Reformhaus oder Bioladen erhalten. Sie sind mit 23 Prozent Fett keine Leichtkost, enthalten aber 30 bis 50 Prozent weniger Fett als Nüsse und sind daher die ideale Alternative, wenn Sie sich das Knabbern nicht versagen möchten.

säuren, kein Cholesterin, reichlich gesunde Vitamine, Mineralstoffe und sekundäre Pflanzenstoffe, aber sie sind trotzdem echte Figurfeinde. Ernährungsexperten empfehlen eine kleine Handvoll Nüsse täglich, aber schon diese kleinen Mengen können dauerhaft zur Entstehung von Übergewicht führen und machen natürlich eine Gewichtsabnahme besonders schwierig.

18 Eiscreme

Eis schmeckt nicht nur im Sommer gut. Viele Menschen essen gerne und oft Eis. Die meisten Eissorten, die es im Kühlregal oder beim Italiener an der Ecke gibt, enthalten reichliche Mengen an Fett aus Sahne, Eigelb und so verlockenden Zutaten wie Schokolade oder Nüssen.
Wassereis, das wir alle aus unserer Kindheit kennen, ist eine Alternative. Wer es mag, ist gut dran – es enthält nur winzigste Mengen Fett! Eis selbst zuzubereiten ist leider ein schwieriges Unterfangen: Richtig gut gelingt es nur mit einer teuren Eismaschine. Es heißt also, sich auf die Suche zu machen nach fettarmen Eissorten, die

Eisbecher nach Art des Hauses

Als Krönung Ihres Eisbechers eignen sich frische Fruchtstückchen, feine Würfelchen aus Trockenobst oder pürierte Fruchtsaucen. Auch cremig aufgeschlagener Vanillequark ist ein leckeres Topping für Ihren Fettkiller-Eisbecher.

Supermarkt und Eisdiele für Sie bereithalten. Sorbets beispielsweise enthalten weder Sahne noch Milch oder Eigelb und enthalten daher Null Prozent Fett. Durch neue Formen der Verarbeitung kann die Industrie mittlerweile sehr cremige Eissorten herstellen, die ohne größere Mengen Fett auskommen. Ein Blick ins Kühlregal lohnt sich. Die Firmen, die fettarme Sorten Eis herstellen, schreiben es auch groß auf die Verpackung.

19 Süßigkeiten

Für eine gesunde, ausgewogene, fettarme Ernährung sind Süßigkeiten nicht notwendig – aber ohne sie kommen die Wenigsten aus!

Glücklicherweise gibt es eine ganze Reihe Süßigkeiten, deren Fettgehalt sich in einem überschaubaren Rahmen hält, so dass auch Sie sicherlich die Leckerei finden werden, die Sie ab und zu genießen können. Kaugummi ist wohl die einzige Süßigkeit, von der man nicht so viel essen kann, dass das Körpergewicht ansteigt.

Im Gegenteil: Medizinische Studien haben bewiesen, dass das Kauen von Kaugummi – am besten sind zuckerfreie Sorten – beim Abnehmen hilft. Es gibt sogar Wissenschaftler, die davon überzeugt sind, dass Kaugummi kauen die Denkleistung erhöht. Kauen Sie sich also schlau und schlank. Alle anderen Süßigkeiten haben keine Fettkiller-Qualität. Und auch solche, die den Hinweis »Diät« tragen, helfen nicht beim Kalorien- und Fettsparen, sondern sind beispielsweise für Diabetiker gedacht. Zuckerfreie Bonbons sind eher unter dem

Ab und zu kein Problem:

Baiser ▪ Fondant ▪ Frucht-Bonbons ▪ Geleefrüchte ▪ Gummibärchen ▪ Kaugummi ▪ Lakritz ▪ Lebkuchen ▪ Oblaten ▪ Pfeffernüsse ▪ Popcorn ▪ Printen ▪ Puffreis ▪ Reiswaffeln ▪ Russisch Brot ▪ Schaumzucker ▪ Schokoküsse ▪ Weingummi

Keine gute Wahl:

Kekse ▪ Marzipan ▪ Nougat ▪ Pralinen ▪ Schokolade ▪ Schokoriegel ▪ Waffeln

Aspekt der **Zahngesundheit** zu beachten, eine nennenswerte Einsparung an Kalorien ist nicht zu erwarten. Einen zumindest relativ geringen Kaloriengehalt haben Süßigkeiten, die **ohne Fett** auskommen. Aber diese sind natürlich nicht kalorienarm, da sie in der Regel reichlich **Zucker** enthalten. Aber wenn der »kleine Süßhunger« kommt, sind diese Produkte sicherlich die **richtige Wahl**. Machen Sie sich einen kleinen Teller mit einigen fettarmen Süßigkeiten zurecht. So essen Sie vermutlich weniger, als wenn die aufgerissene Tüte neben Ihnen steht.

20 Schokolade

Die gute Nachricht: Bestimmte Inhaltsstoffe der Schokolade machen tatsächlich **glücklich**, Kakao enthält herzschützende **Antioxidanzien** und hemmt die Entstehung von Karies. Die schlechte Nachricht: Eine Tafel

Schokolade enthält 500 bis 600 Kilokalorien und liefert damit etwa ein Viertel des täglichen Energiebedarfs eines Erwachsenen. Wirklich fettarme Sorten Schokolade gibt es nicht, allerdings sinkt der Fettgehalt, je höher der Kakaoanteil einer Schokolade ist.

Besondere Vorsicht ist bei vermeintlich »leichten« Sorten geboten: Wenn Milch, Buttermilch oder Joghurt als Füllung in der Schokolade ist, lauern häufig die größten Fettbomben auf Sie. Nun ist kein Schokoladen-Liebhaber damit zufriedenzustellen, dass man ihm sagt, er solle statt Schokolade zu essen, lieber Kaugummi kauen. Versuchen Sie es doch stattdessen mit einer Tasse heißem Kakao aus fettarmer Milch, Süßstoff und stark entöltem Kakao oder mit einem Schokokuss. Beides bietet köstlichen Schokoladenduft und -geschmack.

Falls es aber doch die Lieblingsschokolade sein muss: nehmen Sie sich nicht die ganze Tafel, sondern legen Sie einige Stückchen auf einen Teller – der Rest der Packung wandert wieder in die (möglichst schwer zu erreichende) Süßigkeiten-Ecke des Schrankes. Versuchen Sie, die Stückchen langsam im Mund zergehen zu lassen und sich bis zum nächsten Bissen etwas Zeit zu lassen. Eine ganze Tafel Schokolade schmeckt meist nicht besser als einige Stückchen!

Schokolade – die richtige Wahl treffen

Eine Bitterschokolade mit über 70 Prozent Kakaoanteil enthält etwa 18 Prozent Fett. Vollmilch- und Nuss-Schokolade, gefüllte Sorten oder weiße Schokolade liefern dagegen 25 bis 38 Prozent.

21 Knabbergebäck

Ein gemütlicher **Fernsehabend** und Chips, Flips und Kräcker sind für viele Menschen offenbar untrennbar miteinander verbunden. Fast alle diese herzhaften Snacks sind die reinsten Fettbomben, die häufig in solchen **Frittierfetten** ausgebacken sind, die nicht nur Ihr »Fett-Konto« in schwindelerregende Höhen treiben, sondern auch ungünstige **Fettsäuren** enthalten, die eine Gefahr für Herz und Blutgefäße darstellen. Außerdem kann durch die hohen **Temperaturen** beim Frittieren von Kartoffel- oder Getreideprodukten der krebserregende Stoff **Acrylamid** gebildet werden.

Das muss nicht sein: Praktisch fettfrei sind beispielsweise **Salzstangen** und **Salzbrezeln**. Das lose anhaftende Salz können Sie abreiben, wenn Sie nicht so viel davon essen mögen oder sollen. In den letzten Jahren hat die Industrie neue **technologische Möglichkeiten** entwickelt, gebackene Knabberartikel herzustellen und Frittiertes mit deutlich weniger Fettgehalt anzubieten. So lässt sich der Fettgehalt um 30 bis 70 Prozent reduzieren. Dadurch werden die salzigen Snacks nicht zu figurschonenden Lebensmitteln, aber es ist besser, sich ab und zu solche **Knabbereien** zu gönnen, als sich das »Knuspern« für alle Zeiten zu verbieten.

Keine Ausreden!

In der gut verschlossenen Tüte sind Chips, Flips und Co. wirklich gut haltbar – sie müssen nicht sofort aufgegessen werden!

22 Fertigprodukte

In den Regalen von Discountern und Supermärkten werden die Regale, in denen sich Fertigsuppen, Backmischungen und **Komplettmenüs** stapeln, immer länger. Die meisten Menschen nehmen sich einfach nicht mehr die Zeit, eine gesunde und **schmackhafte** Mahlzeit selber zuzubereiten. Dabei sind die meisten Fertigprodukte echte Feinde von Figur und Gesundheit. Auf der Zutatenliste tummeln sich Zusatzstoffe, die mit **E-Nummern** gekennzeichnet sind, **gehärtete Fette** und Zucker. Kalorien- und Fettbomben, die kein idealer Partner für eine Gewichtsreduktion sind.

Geschmacksverstärker (Glutamat, Natriumglutamat) sind doppelt tückisch: Sie machen das Produkt nicht nur verführerisch lecker, so dass die natürliche »Essbremse« nicht mehr funktioniert, **Glutamat** kann zur Insulinresistenz führen. Große Mengen Insulin sind dann notwendig, um den Blutzuckerspiegel zu senken. Glutamat ist also mitverantwortlich für Appetit, Hungergefühl und Übergewicht. Sollten Sie zu Fertigprodukten greifen nehmen Sie solche, bei denen Sie die Möglichkeit haben einzugreifen: Eine **Tütensuppe** können Sie beispielsweise mit frischem Gemüse, ein paar Nudeln und aromatischen Kräutern »aufpeppen«, bei **Backmischungen** wählen Sie

Die Industrie lernt dazu

Immer mehr Hersteller von Fertigprodukten bieten inzwischen Produkte an, die reichlich Gemüse, aber wenig Fett enthalten. Sogar auf Zusatzstoffe verzichten manche.

statt fertig gerührtem Teig eine Trockenmischung, bei der Sie das Fett noch zugeben müssen. Fettspartipps beim Kuchenbacken finden Sie auf Seite 38).

23 Getränke

Das figurfreundlichste Getränk ist natürlich Wasser (siehe Seite 65). Auch gegen verdünnte Fruchtsaftschorlen ist nichts einzuwenden. Manchmal darf es aber vielleicht auch ein Gläschen Alkohol sein? Die gesundheitlich positiven Effekte von alkoholischen Getränken wie Rotwein werden weit überschätzt. Oft stammen diese Informationen eher von cleveren Marketingstrategen der Weinanbaugebiete als von Ernährungsexperten.

Und natürlich sind Alkoholika echte Kalorienbomben. 1 Gramm Alkohol enthält immerhin 7 Kilokalorien und damit fast so viel wie 1 Gramm Fett mit 9 Kilokalorien. Außerdem verlangsamt Alkohol den Fettstoffwechsel des Körpers, so dass vermehrt Fett in den Fettzellen eingelagert wird. Aber inzwischen gibt es ja ausreichend alkoholfreies Bier, Wein und neuerdings sogar Sekt.

Alkohol verdünnen oder ersetzen

Als Radler oder Alsterwasser enthält ein Glas Bier nur noch halb so viel Alkohol, eine gute Wahl zum Verdünnen ist »Light«-Limonade.

Auch gut: Statt Wein eine spritzige Schorle trinken. Der Trick wirkt natürlich nur, wenn es bei einem Glas bleibt!

Fettbomben in der Küche entschärfen

In Ihrer eigenen Küche habe Sie es in der Hand, Suppen, Saucen und süße Teilchen figurfreundlich zuzubereiten. Auf den folgenden Seiten sagen wir Ihnen, wie's geht:

24 Suppen

Suppen sind ideale Schlankmacher, da sie in der Hauptsache aus Wasser bestehen. Und Wasser hat weder Fett noch Kalorien. Eine **Brühe** oder Suppe füllt den Magen, ohne ihn mit übermäßig viel Kalorien und Fett zu belasten. Genießen Sie einen Teller klare Brühe – beispielsweise mit ein paar knackig gegarten Gemüsestreifen als Einlage – als **Vorspeise**. So haben Sie Ihren Magen schon einmal mit sehr wenigen Kalorien gefüllt, und das Hauptgericht kann etwas weniger üppig ausfallen.

Eine klare Brühe enthält mehr oder weniger Fett. Wenn Sie sie selbst zubereiten, sollten Sie die Zubereitung am **Vortag** erledigen und die Brühe über Nacht in den **Kühlschrank** stellen. Am nächsten Morgen ist das Fett obenauf fest geworden. Sie können es problemlos abheben und in den Mülleimer werfen. Eine selbst gemachte Brühe ist ein echter Genuss und dient außerdem als schmackhafte **Basis** für Cremesuppen und Saucen.

Wenn Sie Fertigprodukte verwenden, sollten Sie darauf achten, dass für die Brühe keine gehärteten Fette verwendet werden. Suppenwürfel enthalten in der Regel mehr Fett als gekörntes **Brühepulver**. Für gebundene

Gemüsefond – selbst gemacht

Aus Gemüsestücken und Zwiebeln lässt sich mit etwas Lorbeerblatt und Pfefferkörnern eine geschmackvolle Brühe zaubern, die fettfrei ist und als Fettkiller zur Grundlage für köstliche Suppen und Saucen wird. Sie hält sich ein paar Tage im Kühlschrank.

Suppen garen Sie in der Brühe das Gemüse Ihrer Wahl und pürieren es in der Flüssigkeit. Sollte die Suppe für Ihren Geschmack noch zu flüssig sein, geben Sie etwas Kartoffelpüreepulver dazu. So können Sie **Cremesuppen** sehr fettsparend sämiger machen. Zur Verfeinerung rühren Sie etwas Kochkäse unter die Suppe, frische Kräuter darüber – fertig.

25 Warme Saucen

Mit einer **Sauce** kann das kalorienärmste Gemüse oder das magerste Fleisch zur **Kalorienbombe** werden. Klassische Arten, eine Sauce zu binden, sind beispielsweise Mehlbutter, Eigelb, Sahne, Crème fraîche und Butter – alles keine Fettkiller.

In Ihrer eigenen Küche haben Sie es in der Hand: **Zwiebeln** und Gemüse sind bestens geeignet, eine Sauce geschmackvoll und fettkillend zu binden. Wenn Sie eine Saucengrundlage herstellen, sollten Sie immer Gemüse oder Zwiebeln anbraten und später durchpassieren, um eine **angedickte Sauce** zu erhalten, die viel Aroma, aber wenig Fett enthält. In fertigen Saucenbindern können sehr viele – und meist ungesunde – Fette versteckt sein, meiden Sie sie am besten. Im Reformhaus gibt es Johannisbrotkern- oder Guarkernmehl, mit dem Sie völlig kalorienfrei andicken können. Beides sind sehr ballaststoffhaltige Pulver, mit denen die Sauce eine angenehme Bindung bekommt. Auch mit Kartoffelpüreepulver oder Tomatenmark können Sie Ihrer Lieblingssauce zur richtigen Cremigkeit verhelfen. Eine leichte »Sahne«-Note erhält die Sauce durch die Beigabe von etwas Kondensmilch. Sie enthält viel weniger Fett als Sahne, und ihre leichte Süße rundet den Geschmack von herzhaften Saucen ideal ab.

Bratensauce

Ein Braten ohne Sauce – nein danke! Das ist die fettarme Lösung: Geben Sie mit dem Fleisch grob gehackte Zwiebeln und Suppengrün zusammen mit etwas Brühe in die Bratenreine. Nach Ende der Garzeit geben Sie Gemüse und Brühe in ein hohes Gefäß und pürieren es zu einer cremigen Gemüsesauce.

26 Salatsaucen

Dressings machen einen Salat erst richtig lecker, nur grüne Blätter und schlichte Rohkost sind wirklich zu wenig. Aber eine Salatsauce kann auch zu einer Fettbombe geraten, wenn sie die falschen Zutaten in der falschen Menge enthält. Alle guten Eigenschaften des Salats können so ins Gegenteil umgekehrt werden. Wer also das Öl in eine Schüssel laufen lässt, ohne es abzumessen, muss sich nicht wundern, dass irgendwann das Maßband für die Abmessung des Bauchumfanges nicht mehr ausreichend ist. Messen Sie Öl immer mit Tee- oder Esslöffeln ab. Der berühmte »Schuss« Öl besteht oft aus mehreren Esslöffeln, und 1 Esslöffel Öl enthält immerhin 10 Gramm Fett!

Für eine Fettkiller-Vinaigrette, also die Abwandlung einer klassischen Essig-Öl-Salatsauce, verrühren Sie für jede Portion 2 Teelöffel Essig oder Zitronensaft und 3 bis 4 Esslöffel Gemüsebrühe oder -fond mit Salz, Pfeffer und Kräutern. Wenn Sie mögen, süßen Sie die Sauce mit wenigen Tropfen Flüssigsüßstoff. Zuletzt 1 bis 2 Teelöffel Öl untermischen.

Wenn Sie cremige Dressings bevorzugen, sollten Sie als Basis Joghurt, Dickmilch oder Cremequark verwenden. Mit Gewürzen und Kräutern nach Wahl, Salz und Süßstoff abschmecken. Wenig abgemessenes Öl unter das Dressing rühren, und der Salat wird ein Genuss.

Experimentieren Sie auch mit Limetten-, Orangen- und Grapefruitsaft, scharfem, gewürztem oder körnigem Senf, Zwiebeln, Schalotten und Knoblauch, Tomaten- und Paprikamark, Meerrettich und vielen frischen Kräutern. Wenn Sie sich eine Salatsauce auf Vorrat zubereiten, füllen Sie das Dressing in eine kleine Flasche und bewahren Sie es im Kühlschrank auf. Es hält sich etwa eine Woche frisch. Bevor Sie das Dressing über Ihren Salat geben, schütteln Sie es einmal gut durch!

Wenn Sie fast jeden Tag frische Salate genießen, lohnt es sich, zwei bis drei kleine Flaschen verschiedenes Dressing vorzubereiten, dann steht der knackige Salat fix auf dem Tisch. Fertige Supermarkt-Dressings enthalten – je nach Sorte – bis zu 30 Prozent Fett. Mit Ihren phantasievollen Fettkiller-Dressings sind Sie darauf wahrscheinlich gar nicht mehr angewiesen.

Essig und Öl

Schauen Sie sich im Supermarkt und im Reformhaus einmal um, was es alles für Essig- und Ölsorten gibt: Sherry-, Himbeer- oder Kräuteressig. Haselnuss-, Kürbiskern- oder Sesamöl verleihen Ihrer Salatsauce das »gewisse Etwas«. Hochwertiges Öl sollten Sie am besten in kleinen Mengen kaufen, da es nicht so lange haltbar ist.

27 Mayonnaise

Mayonnaise ist ein Figurkiller, der seinesgleichen sucht. 50 bis 80 Prozent der Mayonnaise ist reines Fett. Selbst die kalorienreduzierten Sorten enthalten noch solche Mengen, dass sie dringend mit sauer Sahne, Dickmilch oder Joghurt vermischt werden sollten. Das schmeckt sogar viel frischer und entlastet den Magen.

Dabei sollten Sie nicht die Mayonnaise mit Joghurt verdünnen, sondern immer den Joghurt als Grundlage für Salatsaucen, Kartoffel- oder Nudelsalate verwenden und diesen nur mit wenigen Löffeln Mayonnaise anreichern. Und am besten nehmen Sie dafür natürlich Magerjoghurt, sonst ist der Fettspar-Effekt aufgehoben.

28 Pommes frites, Kroketten, Kartoffelpuffer

Kartoffeln können echte Sattmacher sein, die ein **optimaler** Bestandteil einer Diät sind. Entscheidend für die Fettkiller-Qualität der leckeren Knollen ist die **Zubereitungsart**. Salz- und Pellkartoffeln sind ideal, aber die meisten Menschen bevorzugen Pommes frites, Kartoffelpuffer und Kroketten. Normalerweise wird für die Zubereitung dieser Spezialitäten die **Fritteuse** verwendet. Schwimmend ausgebacken, saugen sie sich voller Fett und verwandeln die Kartoffel von einer schlanken Knolle in Kalorien- und Fettbomben.

Das muss nicht sein. Optimal ins Fettkiller-Konzept passen **Backofen-Pommes** und -Kroketten. Achten Sie auf die Verpackung: Die entsprechenden Produkte werden **vorfrittiert** und enthalten sehr unterschiedliche Fettmengen. Die figurfreundlichsten Sorten enthalten nur etwa 3 Prozent Fett. Legen Sie die Backofen-Pommes auf **Backpapier**, dann müssen Sie das Backblech nicht einfetten. Nach dem Erhitzen lassen Sie die Pommes auf einem Stück Küchenkrepp einfach kurz abtropfen.

Die Fettkiller-Küchengeräte für Kartoffelpuffer sind der **Kontaktgrill** oder das **Waffeleisen**. In beiden Geräten geraten Reibekuchen besonders knusprig und lecker,

Statt Ketchup ...

... passieren Sie eine Dose Pizzatomaten mit Knoblauchzehen, frischen Kräutern und etwas Süßstoff, Salz, Pfeffer und Zitronensaft. Zu Backofen-Pommes ein Genuss!

ohne dabei figurfeindlich zu sein. Bestreichen Sie beide Flächen des Waffeleisens oder des Kontaktgrills dünn mit einem hochwertigen Pflanzenöl. Am besten gelingt das mit einem Backpinsel. Im heißen Eisen backen Sie knusprige Kartoffelpuffer, die – serviert mit Apfelmus oder Kräuterquark – schmackhafte Fettkiller sind.

29 Desserts

Wählen Sie aus den empfohlenen Milchprodukten (siehe Seite 19 ff.), diejenigen aus, die Ihnen am besten schmecken, und bereiten Sie sich daraus köstliche Desserts. Fettarme Milch, Joghurt, Buttermilch und Cremequark sind beste Basis für ein figurschonendes Dessert. Aus Obst lassen sich ohne Zugabe von Fett herrliche Fruchtsalate, Grützen, Pürees und Fruchtsaucen zaubern. Puddingpulver ist nahezu frei von Fett und daher ein idealer Kalorienkiller, wenn Sie den Pudding mit entrahmter oder fettarmer Milch und mit Süßstoff gesüßt zubereiten. Gönnen Sie sich ein fruchtig-süßes oder cremig-zartes Dessert als krönenden Abschluss Ihrer Mahlzeit.

Feinschmecker-Desserts für Figurbewusste

Buttermilch-Gelee mit Apfelkompott ▪ Cremequark mit Himbeeren ▪ Erdbeeren mit Mango-Joghurtsauce ▪ Karamellpudding mit Backobstkompott ▪ Kefir-Kaltschale mit Heidelbeeren ▪ Rote Grütze mit Vanille-Cremequark ▪ Schokopudding mit filetierten Orangen

Küchentechniken mit Fettkiller-Qualitäten

Beim Braten, Backen und Schmoren können sich figurschonende Lebensmitteln mit Fett voll saugen und damit ihre Fettkiller-Eigenschaften einbüßen. Die richtige Küchentechnik hilft, das zu vermeiden.

30 Kochen, Dünsten, Dämpfen und Schmoren

Beim Garen auf der **Kochplatte** sind diese vier Gartechniken diejenigen, die bei der Zubereitung überhaupt kein Fett benötigen oder nur sehr wenig. Das Garen in viel Flüssigkeit wird als **Kochen** bezeichnet, verwendet man nur ein wenig Flüssigkeit (z. B. Brühe, Wasser oder Milch), spricht man von **Dünsten**.
Kochen sollten Sie Reis, Nudeln, Eintöpfe und Suppen, bei zartem Gemüse und Kartoffeln ist das Garen in weniger Flüssigkeit vorzuziehen, da es **Vitamine** und Mineralstoffe schont. Beim **Dämpfen** werden der **Eigenschmack**

Fondue chinoise

Ein geselliges Essen für Gäste ist ein Brühe-Fondue nach chinesischer Art. Die Brühe wird im Fonduetopf auf den Tisch gestellt und die Gäste garen zarte Fleisch- und Fischstückchen, Shrimps und vorgegartes Gemüse darin. Ist alles aufgegessen, wird die würzige Brühe serviert.

und der Vitamingehalt der Lebensmittel besonders schonend behandelt, denn sie garen im Wasserdampf. Dabei braucht man kein teures Spezialgerät. Füllen Sie einen Topf mit etwas Wasser, hängen Sie ein Metallsieb darüber und legen Sie beim Garen den Deckel auf – mehr ist nicht nötig. Diese Methode eignet sich auch zum Erwärmen von fertig gegarten Nudeln, Reis und Kartoffeln. Beim Schmoren wird – vor allem Fleisch – zuerst in wenig Fett angebraten und dann in Flüssigkeit gegart. Der Vorteil dieser Methode ist, dass durch die Bräunung leckere Röststoffe entstehen, die dem Fleisch sein spezielles Aroma verleihen.

Die »Zwei-in-eins-Methode«

Dünsten Sie in einem Topf Kartoffeln oder Gemüse und dämpfen Sie gleichzeitig darüber ein zartes Fischfilet.

31 Braten mit wenig Fett

In der Pfanne anbraten ganz ohne Fett ist praktisch ausgeschlossen. Aber es gibt beschichtete Pfannen, die hervorragend mit nur ganz wenig Fett auskommen. Außerdem ist das verwendete Bratfett von großer Wichtigkeit. Butter und Margarine sind zum Braten völlig ungeeignet, da sie zu viel Wasser enthalten. Ideal zum Anbraten sind Fette, die den entstehenden Temperaturen von 180 bis 200 °C standhalten, also Öl, Schmalz und Butterschmalz. Pflanzenöle sollten nicht kaltgepresst

Nur Geduld

Wenden Sie das Bratgut in der Pfanne nicht ständig: Es braucht eine gewisse Zeit, damit sich Röststoffe bilden können. So gelingen auch Bratkartoffeln am besten, wenn die Scheiben nebeneinander in der Pfanne erst von einer Seite bräunen und dann erst gewendet werden. Für diese Methode braucht man allerdings pro Portion Bratkartoffeln eine große Pfanne.

sein, die wertvollen Bestandteile können verbrennen. Der dritte entscheidende Punkt für das Braten mit möglichst wenig Fett ist die Temperatur, die das Bratfett erreichen muss, damit Fisch, Fleisch und Geflügel sofort eine feste Oberfläche bilden, in die kein Fett eindringen kann. Prüfen Sie, ob das Fett richtig heiß ist. Das ist einfach mit einem kleinen Stückchen Fleisch oder anderen Zutaten möglich. Nur wenn das Fett »sprudelt«, ist es heiß genug für ein fettkillendes Braten.

32 Grillvergnügen das ganze Jahr

Beim Zubereiten auf dem Grill werden Fleisch und Fischgerichte knusprig braun gebraten und brauchen dafür nur ein Minimum an Fett. Es reicht aus, den Grillrost mit einem Backpinsel dünn mit Öl zu bestreichen. Das Gleiche gilt für Kontaktgrills, mit denen Steaks und Filets im Handumdrehen gegrillt werden. Auch eine beschichtete Grillpfanne leistet beste Fettkiller-Dienste.

33 Garen im Backofen

Das Garen im Backofen ist eine ideale Fettkiller-Zubereitungsmethode, denn die Hitze wird durch heiße **Luft** übertragen und Sie brauchen in vielen Fällen kein zusätzliches Fett, um leckere Gerichte aus der Ofenröhre zu zaubern. Beste Ergebnisse erzielen Sie beispielsweise mit **Römertopf®** und **Bratschlauch**. Darin geraten Gulasch und Braten zum figurfreundlichen Genuss. Das gewürzte Fleisch, Gemüse und etwas Brühe einfüllen und zudecken oder zubinden. Ein **entspanntes Essen**, z. B. auch wenn Sie Gäste erwarten, denn das »Essen kochen« übernimmt der Backofen für Sie.

Viele **Fertiggerichte**, die laut Packungsanweisung in der Pfanne erhitzt werden müssen, können Sie auf dem **Backblech** zubereiten und so eine ganze Menge Fett sparen. Fischstäbchen, Rösti, Kroketten und Buletten geraten auf einem mit Backpapier belegten Blech ebenso köstlich wie in der Pfanne, sind aber weit freundlicher zu Ihren »Pölsterchen«.

Brathähnchen – knusprig und figurfreundlich

Legen Sie den Grillrost auf das Backblech oder die Saftpfanne Ihres Backofens. Darauf kommt dann das Hähnchen. Während es im Backofen gart und schon nach kurzer Zeit verführerisch duftet, stechen Sie die Haut immer mal wieder mit einer spitzen Fleischgabel ein – vor allem rund um die Hähnchenkeulen, denn hier sitzt das meiste Fett. So kann das Fett abtropfen, das Hähnchen liegt nicht »im eigenen Saft« und wird rundherum knusprig braun.

34 Die schnelle Mikrowelle

Im Mikrowellengerät werden Lebensmittel besonders schnell mit Hilfe elektromagnetischer Wellen erhitzt. Während manche Benutzer ins Schwärmen geraten, wie schnell und schonend Gerichte in der Mikrowelle garen, stehen viele Verbraucher diesem Küchenhelfer sehr skeptisch gegenüber.

Sicherlich kann man nicht ausschließlich in der Mikrowelle kochen. Aber für eine schonende Erwärmung – z. B. wenn jedes Familienmitglied zu einer anderen Zeit essen muss – eignet sich die Mikrowelle perfekt. Vitamine und Mineralstoffe werden so besser geschont, als wenn das Mittagessen über lange Zeit warm gehalten wird. Die Garzeit in der Mikrowelle richtet sich nach der Menge, die erhitzt werden soll.

Übrigens: Zwei Portionen, die gleichzeitig erwärmt werden sollen, brauchen bei gleicher Leistung doppelt so viel Zeit wie eine Portion.

Volle Leistung

Die schnellste Erwärmung im Mikrowellengerät erreichen Sie, wenn Sie das Gargut mit voller Leistung, das sind häufig 600 bis 1000 Watt, erwärmen. Dabei kommt es aber häufig zu ungleichmäßiger Wärmeverteilung, so dass an manchen Stellen das Essen nur lauwarm ist, während Sie sich an einer anderen Stelle den Mund verbrennen. Weitaus schonender ist es, eine kleinere Leistungsstufe zu wählen und dem Essen bisschen mehr Zeit zu gönnen, warm zu werden.

Den Stoffwechsel aktivieren und die Fettverbrennung anregen

Viele Fettkiller sind in der Lage, die Stoffwechselvorgänge in Ihrem Körper anzukurbeln und für eine optimale Fettverbrennung zu sorgen. Wir haben für Sie die effektivsten Fettkiller aufgezählt – Sie werden sehen, wie leicht Sie mit diesen ein paar Pfunde abnehmen können.

35 Proteine

Proteine, auch Eiweiß genannt, sind für den menschlichen Körper lebenswichtig, da er bestimmte Eiweißbausteine, die **Aminosäuren**, nicht selbst herstellen kann und daher auf die Zufuhr mit der Nahrung angewiesen ist. Eine Fettkiller-Ernährung, die viel Protein enthält, macht mit wenigen Kalorien satt und verhindert den unerwünschten **Jo-Jo-Effekt**. Denn: 1 Gramm Eiweiß enthält nur 4 Kilokalorien, 1 Gramm Fett mehr als doppelt so viel, nämlich 9 Kilokalorien. Bei **ausreichender Bewegung** kann eine gute Proteinversorgung auch den

1 Gramm Eiweiß für 1 Kilogramm Gewicht

Mit einem Hähnchenbrustfilet, einem Becher Joghurt, ¼ Liter Milch, je einer Scheibe Bratenaufschnitt und Käse und einer Portion weißen Bohnen (Dose) haben Sie gut 75 Gramm Protein zu sich genommen – für einen Tag ausreichend, wenn Sie etwa 75 Kilogramm wiegen.

Muskelabbau während einer Reduktionsdiät verhindern. Verschwinden sollen ja nur die Fettpolster, die Muskeln dürfen bleiben. Wenn Sie pro Kilogramm Körpergewicht 1 Gramm Eiweiß pro Tag in Ihren Speiseplan einbauen, sind Sie optimal versorgt.

36 Ballaststoffe

Ballaststoffe sind unverdauliche Nahrungsbestandteile. Die meisten gehören als pflanzliche Fasersubstanzen zur Gruppe der Kohlenhydrate.
Ballaststoffe quellen im Magen auf und stimulieren die Sättigungsrezeptoren. Im Hunger-Sättigungs-Zentrum des Gehirns kommt das Signal »satt« an. Ballaststoffreiche Lebensmittel sind insbesondere Hülsenfrüchte, Gemüse, Obst, Pellkartoffeln sowie Vollkornprodukte. Aber es gibt auch tierische Fasern, zu denen beispielsweise Chitosan gehört. Chitosan wird oftmals als Fettmagnet bezeichnet. Es soll Fett im Darm binden und zur Ausscheidung mit dem Stuhlgang bringen.

Den Hunger austricksen

Übergewichtige profitieren von der Einnahme von Ballaststoff-Konzentraten wie Leinsamen, Kleie, Pektin, Guarkernmehl oder Flohsamenschalen (Plantago ovata). Wenn Sie vor jeder Mahlzeit etwas davon zusammen mit einem großen Glas Wasser einnehmen, werden Sie beim Essen schneller satt.

37 MCT-Fette

Tatsächlich gibt es sogar »Fettkiller-Fette«. Sie enthalten Fettsäuren mit einer mittleren Kettenlänge und werden nach ihrer englischen Bezeichnung (medium chain triglycerides) MCT-Fette genannt. Diese natürlichen Fette haben weniger Energie als herkömmliche Nahrungsfette. Außerdem erhöhen MCT-Fette den Energieverbrauch des Körpers um etwa 135 Kilokalorien pro Tag. Im Jahr sind das immerhin fast 50 000 Kilokalorien. Daher ist es sinnvoll, Aufstrichfett und Öl durch MCT-Produkte aus dem Reformhaus auszutauschen.

38 Zimt

Aktuelle Studien zeigen, dass das Weihnachtsgewürz Blutfettwerte und Blutzuckerspiegel senkt. Zimt ist ein echter Fettkiller, denn eine gute Insulinwirkung ist für einen optimalen Fettstoffwechsel notwendig. Sekundäre Pflanzenstoffe im Zimt sorgen für diesen Effekt. Schon 1 Gramm Zimt pro Tag genügt. Sie können dieses in Müsli, Joghurt oder Obstsalat rühren, es gibt in Apotheken und Reformhäusern auch spezielle Kapseln.

Yogi-Tee

Probieren Sie doch einmal einen ayurvedischen Gewürztee mit einer Extraportion Zimt – ein anregender und fettkillender Genuss.

39 Bierhefe

Das wasserlösliche Vitamin B_1 (Thiamin) ist in der Lage, Süßhunger zu stoppen. Bierhefe, das mit Abstand der beste Thiamin-Lieferant ist, kann also als Fettkiller wirken, wenn durch eine gute Vitamin-B_1-Versorgung Süß- und **Heißhunger-Attacken** gar nicht erst entstehen. Thiamin ist in Schweine- und Rindfleisch, Weizenkeimen, Sojamehl und Vollkorn-Getreide enthalten, da es aber ein sehr **empfindliches** Vitamin ist, kommt es bei der Zubereitung zu erheblichen Verlusten. Eine Nahrungsergänzung durch Bierhefetabletten ist daher zu empfehlen, Sie bekommen sie in der Drogerie.

Wenn der Süßhunger quält

»Schokoholics« können ihren Süßhunger überlisten. Wissenschaftliche Untersuchungen haben gezeigt, dass Vanilleduft und -geschmack das Verlangen nach Schokolade mindert. Würzen Sie also großzügig mit echter Vanille oder Vanillemark und befüllen Sie eventuell eine Duftlampe mit Vanille-Parfümöl.

40 Cholin

Cholin ist eine fettähnliche Substanz, die den **Fettstoffwechsel** unterstützt und damit die **Gewichtsabnahme** beschleunigt. Ein Fettkiller, den der Körper selbst produziert und der in Lebensmitteln wie Eigelb, Fleisch,

Leber, Weizenkeimen, Erdnüssen und Sojabohnen enthalten ist. Außerdem enthalten Produkte, denen Lecithin als Emulgator zugesetzt wird, ansehnliche Mengen an Cholin: Mayonnaise, Backwaren und Schokolade gehören dazu, allerdings darf der hohe Fettgehalt dieser Produkte nicht vernachlässigt werden.
Mit zunehmendem Alter, bei starker körperlicher Belastung und übermäßigem Zucker- oder Alkoholkonsum sinkt der Cholin-Spiegel im Blut und eine Nahrungsergänzung kann notwendig werden. Cholin ist nur in wenigen Multivitamin-Mineralstoff-Mischungen enthalten. Achten Sie auf die Zusammensetzung und wählen Sie eventuell ein geeignetes Cholin-Präparat als Ergänzung.

41 Leptin

Das körpereigene Hormon Leptin wird in den Fettzellen produziert. Es hemmt das Auftreten von Hungergefühlen und wirkt wie eine Essbremse. Die Hoffnung von Wissenschaft und Pharmaindustrie, dass sich Leptin als appetitzügelndes Medikament eignet, hat sich leider nicht erfüllt. Übergewichtige haben keinen Leptinmangel, der sich medikamentös behandeln lässt, wie ursprünglich angenommen wurde, vielmehr kann das Hormon im Körper von Übergewichtigen nicht mehr richtig wirken.
Durch Bewegung und Gewichtsabnahme kann die Leptinresistenz jedoch wieder reduziert werden. Die Signale, die im Gehirn die Esslust bremsen, wirken wieder, und die Pfunde schwinden leichter.

42 Vitamine, Mineralstoffe, Spurenelemente

Nur wenn alle Vitalstoffe (Vitamine, Mineralstoffe und Spurenelemente) dem Körper in ausreichender Menge zur Verfügung stehen, können alle Stoffwechselvorgänge optimal ablaufen. Leider ist die Vitamin- und Mineralstoffversorgung in weiten Teilen der Bevölkerung nicht zufriedenstellend. Die Gründe sind vielfältig: Einseitige Ernährung, falsche Lagerung und Zubereitung der Lebensmittel aber auch Medikamenteneinnahme, Stress und Krankheiten sind dafür verantwortlich.

Wenn Sie während einer Gewichtsreduktion weniger essen, kann es besonders leicht zu einer Unterversorgung kommen. Daher ist es während einer Abnehmphase sinnvoll, täglich unterstützend ein hochwertiges Multivitamin-Mineralstoff-Präparat einzunehmen (siehe auch Kasten unten).

Nahrungsergänzungsmittel sollten aber nicht als Ersatz für eine ausgewogene und abwechslungsreiche Ernährung dienen, sondern unser Essen lediglich unterstützend begleiten.

Geeignete Multivitamin-Mineralstoff-Präparate …

… enthalten zumindest folgende Vitalstoffe:

- Vitamine: Folsäure, Pantothensäure, Thiamin und Vitamin D
- Mineralstoffe: Kalzium und Magnesium
- Spurenelemente: Eisen, Jod, Fluorid, Chrom, Zink

43 Wasser

Wasser ist der ideale Durstlöscher, denn es enthält keine Kalorien. Aber Wasser kann noch mehr: Durch das Trinken von **kaltem Wasser** wird der **Energiebedarf** des Körpers deutlich erhöht.

Wissenschaftler haben in einer Studie festgestellt, dass sich bei einer Trinkmenge von etwa 2 Liter Wasser pro Tag der Energiebedarf um etwa 100 Kilokalorien erhöht. Hochgerechnet auf ein Jahr können dadurch etwa 5 Kilogramm Fettgewebe abgebaut werden.

Das Gleiche gilt natürlich auch, wenn Sie Mineralwasser bevorzugen. **Kohlensäure** im Wasser hat zusätzlich noch einen **sättigenden Effekt**, denn sie signalisiert den Sättigungsrezeptoren, dass der Magen ausreichend gefüllt ist. Besonders effektiv ist also kaltes Mineralwasser. Es sättigt und erhöht den Energiebedarf.

44 Espresso

Aktuellen Studien zufolge ist Espresso ideal für Übergewichtige. Direkt nach dem Essen genossen, erhöht das **Koffein** im Espresso nicht nur die **Wärmeproduktion** und den Blutdruck, sondern steigert auch die Fettverbrennung. Ein idealer Fettkiller, der zudem ein bisschen mediterranes Flair in Ihren Alltag bringt. Sie können selbstverständlich auch weiterhin **Filterkaffee** trinken. Mehr als 4 Tassen sollten es allerdings pro Tag nicht sein, das empfiehlt die Weltgesundheitsorganisation WHO.

45 Mahlzeitenplanung

Nach jeder Mahlzeit, die Kohlenhydrate enthält, schüttet die **Bauchspeicheldrüse** mehr Insulin aus, als für den Abbau des Blutzuckers nötig ist. Dieses überschüssige Insulin löst erneut Hunger aus und macht die **Entleerung der Fettzellen** schwierig. Viele kleine Mahlzeiten führen also dauerhaft zu Übergewicht.
Entgegen der üblichen Empfehlung sollten übergewichtige Menschen also nur drei sättigende, große und **gesunde Mahlzeiten** aufnehmen, statt sich durch viele kleine Mahlzeiten immer dicker und hungriger zu »snacken«. Ideal ist ein Abstand von etwa 5 Stunden zwischen den einzelnen Mahlzeiten. Zwischen den Mahlzeiten gibt es dadurch längere Phasen, in denen der Insulinspiegel niedrig ist und der Körper Fett abbauen kann.

46 Carb-Cancelling am Abend

Abendlich genossene Kalorien machen nicht dicker als die, die man morgens gegessen hat. Aber offensichtlich führt ein kohlenhydratreiches Abendessen zu einer **hormonellen** Situation, die eine Fettverbrennung in der Nacht schwierig macht. Carb-Cancelling bedeutet, dass man die Kohlenhydrate abends weglässt oder zumindest auf ein **Minimum** reduziert (carb steht dabei für das englische Wort carbohydrates = Kohlenhydrate, cancelling bedeutet weglassen). Das Abendessen sollte möglichst wenige Kohlenhydrate aus Brot, Kartoffeln oder Nudeln und reichlich fettarme tierische Eiweiße enthalten.

Carb-Cancelling-Abendessen

Ein großer bunter Salat mit einem fettarmen Dressing und Streifen von gebratener Putenbrust enthält im Durchschnitt etwa 9 Gramm Kohlenhydrate, zwei belegte Klappstullen dagegen etwa 38 Gramm.

47 Sport und Alltagsbewegung

Jede Sekunde Sport und Alltagsbewegung ist wichtig, damit die Muskeln gestärkt werden. Die **Muskulatur** verbrennt reichlich Energie und ist damit der effektivste Fettkiller überhaupt. Außerdem hat Sport grundsätzlich einen **Nachbrenneffekt**. Sportler verbrennen sogar im Schlaf mehr Fett als nicht trainierte Menschen.

Ungeübte fangen am besten mit Sportarten wie Fahrradfahren, Schwimmen, Walken oder Gymnastik an. Ihre **Alltagsbewegung** können Sie steigern, indem Sie auch mal das Fahrrad benutzen, einen Parkplatz auswählen, der nicht direkt vor Ihrer Haustür liegt, oder statt des Fahrstuhls die Treppe nutzen.

Sport – Gemeinsam macht's mehr Spaß

Suchen Sie sich eine Gruppe Gleichgesinnter zum Walken oder Schwimmen. So haben Sie auch ein bisschen »Druck«, Ihren Sporttermin einzuhalten und nicht jede Ausrede gelten zu lassen.

Fettkiller-Strategien

Mit ein paar gezielten Entscheidungen, etwa beim Einkauf im Supermarkt oder bei der Speisenauswahl in Restaurant und Kantine, können Sie die Weichen für eine freie Fahrt in eine schlanke Zukunft stellen.

48 Einkaufen

Gesund essen beginnt beim Einkaufen. Wenn die falschen Lebensmittel in Ihrem Einkaufswagen landen, werden Sie diese auch irgendwann essen, also lassen Sie sie am besten gleich im Regal liegen. Nehmen Sie sich für den nächsten Einkauf einmal Zeit und prüfen Sie alle **Verpackungen** genau, auch diejenigen, die Sie »schon immer« kaufen. Die Analyse der Nährwerte und das **Zutatenverzeichnis** geben Ihnen viele wichtige Informationen. Das Zutatenverzeichnis ist immer in **absteigender Reihenfolge** gestaltet. Das heißt, dass die Zutaten, die den größten Anteil im Lebensmittel ausmachen, an oberster Stelle stehen. Wenn also Öle, Butter,

Die Bezeichnung »Light« kritisch betrachten

Eine fettreduzierte »Light«-Salami mit 21 Gramm Fett pro 100 Gramm enthält zwar rund 30 Prozent weniger Fett als eine herkömmliche Salami, ein fettarmer Brotbelag, wie z. B. geräucherte Putenbrust oder Hähnchen in Aspik mit nur 1 bis 2 Gramm Fett, ist sie dennoch nicht.

Von Natur aus »Light«

Setzen Sie auf Lebensmittel, die von Natur aus figurfreundlich sind: Magerquark und -joghurt, Harzer Käse, Kochkäse, Hüttenkäse, fettarme Milch, Bratenaufschnitt und Aspik, zartes Filet, Geflügel und Fisch, Gemüse, Rohkost, Salate und Obst, Mineralwasser und Gemüsesäfte sorgen für einen Genuss ohne Reue.

Margarine, Mayonnaise, Schokolade, Sahne oder Nüsse an einer der ersten Stellen auftauchen, legen Sie die Packung am besten wieder zurück, mit figurfreundlichen Produkten ist bei dieser Aufzählung nicht zu rechnen. Sind auf der Verpackung **Nährwerte** angegeben, achten Sie besonders auf den **Fettgehalt** und den **Kalorienwert**. Vorsicht ist geboten bei der Bezeichnung »Light«. Sie bedeutet nicht automatisch, dass ein Produkt fett- oder **kalorienreduziert** ist, es kann beispielsweise auch für einen geringeren Koffeingehalt von Kaffee oder geringeren Alkoholgehalt von Bier stehen.
Auch die Bezeichnung »Diät« besagt nicht, dass es sich um ein **figurfreundliches Produkt** handelt. Es kann sich dabei auch um ein Produkt für Diabetiker handeln, bei dem lediglich die **Zuckerart** ausgetauscht wurde. Ein »Diät-Sahne-Pudding« enthält genauso viel Fett und Kilokalorien wie ein vergleichbares Produkt, das mit Haushaltszucker gesüßt ist. Verlassen können Sie sich auf die Bezeichnungen **»fettarm«** oder »kalorienreduziert«. Der Gesetzgeber sieht vor, dass fett- oder **kalorienreduzierte** Produkte mindestens 30 Prozent weniger Kilokalorien oder Fett enthalten müssen als vergleich-

bare Produkte. Die Bezeichnung »fettarm« darf ein Produkt nur tragen, wenn es weniger als 3 Gramm Fett pro 100 Gramm enthält, bei Flüssigkeiten dürfen sogar nur 1,5 Prozent Fett enthalten sein (Ausnahme: fettarme Milch kann 1,8 Prozent Fett enthalten).
Einen Fettkiller-Effekt erzielen Sie mit diesen Produkten aber nur, wenn Sie nicht nach dem Motto: »Ist ja kalorienarm – also kann ich mehr davon essen« verfahren. Diese Rechnung geht natürlich nicht auf. Wenn Sie allerdings aus jeder **Lebensmittelgruppe** die mageren Produkte auswählen, dann nehmen Sie automatisch ab. Dabei müssen Sie nur auf zwei Dinge verzichten: auf Hunger und komplizierte Diätregeln.

49 Restaurant, Kantine, Schnellimbiss

Bei einem Besuch in Restaurant und Kantine kann man schnell den **Energiebedarf** für den ganzen Tag decken. Aber mit klug ausgewählten Speisen können Sie sich gesund und figurfreundlich ernähren. Sie haben die Wahl! In der **Kantine** können Sie beispielsweise vor dem Teller-

In der Imbissstube …

… gibt es mit Ausnahme von Mineralwasser in der Regel keine fettarmen Lebensmittel. Selbst die Salate sind fettglänzend. Bratwurst, Gyros, Cheeseburger und Co. sind weder kalorienarm noch sättigen sie richtig. Immer noch die beste Wahl: ein klassischer Hamburger.

gericht Rohkost oder Salat (Vorsicht bei Dressing und Croûtons) oder eine **klare Suppe** essen, so sind Sie beim Hauptgericht schneller satt. Bitten Sie um eine große Portion Gemüse ohne Sauce und bestellen Sie **Pell- oder Salzkartoffeln** statt Pommes frites, Kroketten oder Kartoffelpüree. Statt Frikadellen oder Bratwurst gibt es sicherlich auch gedünsteten Fisch oder ein Stück gegrilltes Fleisch. Als Nachtisch wählen Sie beispielsweise zwischen frischem Obst, Wackelpeter oder Grütze.

Im **Restaurant** sprechen Sie am besten mit dem Kellner. In der Regel ist es kein Problem, Fisch, Geflügel oder Fleisch einfach zu grillen, und auch die **Saucen** können leicht weggelassen werden. Bitten Sie um eine **große Portion** Rohkost oder Salat und bereiten Sie sich am Tisch daraus mit Essig und wenig Öl eine leichte Vorspeise. Wählen Sie eine große Portion Gemüse und beispielsweise eine Backkartoffel mit Sour Creme als Beilage. Wenn Sie die **Fettkiller-Tipps** bedenken, macht es Ihnen keine Mühe, in Restaurants, im Steakhaus oder im Gourmet-Tempel eine Fettkiller-Mahlzeit zu bestellen.

Fettkiller-Kombi-Menü

Studieren Sie die Speisekarte gründlich. In einem Restaurant mit zuvorkommendem Service können Sie problemlos alles einzeln bestellen, was die Küche zu bieten hat. Bitten Sie um ein gegrilltes Stück Fleisch von dem einen Gericht und kombinieren es mit dem Gemüse des zweiten und der Fettkiller-Beilage eines dritten Gerichtes. Bestehen Sie auf Ihren Wünschen – Sie bezahlen schließlich dafür.

Und selbst im Fast-Food-Tempel gibt es viele Möglichkeiten: Essen Sie den Gyros-Teller ohne Pommes frites. Oder bestellen Sie nur einen Hamburger mit Salat – natürlich mit Joghurt-Dressing – und trinken Sie Cola Light oder Mineralwasser dazu. Auch bei der Pizza lässt sich der Fettkiller ansetzen: Mehr Gemüse, Tomatensauce, aber weniger Käse und Schinken. Die meisten asiatischen Gerichte, die nicht aus der Fritteuse kommen, sind echte Fettkiller.

50 In Ruhe essen

Ein gutes Essen in netter Gesellschaft – das schätzt wohl jeder. Nehmen Sie sich öfter dafür Zeit. Es ist aus ernährungphysiologischer Sicht empfehlenswert, täglich **drei sättigende Mahlzeiten** einzuhalten, die langsam und

Fettkiller-Strategien beim Essen

- Essen Sie nur, wenn Sie wirklich Hunger haben.
- Essen Sie möglichst langsam.
- Essen Sie in Etappen: Zuerst Salat, dann Gemüse, dann Kartoffeln und zum Schluss das Fleisch.
- Essen Sie zu jeder Mahlzeit süße und deftige Komponenten.
- Essen Sie ausschließlich im Sitzen.
- Lenken Sie sich beim Essen nicht ab.
- Essen Sie mit Freude und Spaß.
- Lassen Sie Mahlzeiten nicht ausfallen.
- Verbieten Sie sich nichts.

mit Genuss gegessen werden. Genuss ist beim Essen wichtig. Aber auch langsam essen und dabei gründlich kauen, denn Kauen macht satt. Natürlich müssen Sie sich beim Einhalten der drei Mahlzeiten nicht sklavisch an einen »Stundenplan« halten, ob die Mittagsmahlzeit um 13.00 oder 14.00 Uhr stattfindet, ist nicht so wichtig. Keinen Sinn macht es jedoch, eine Mahlzeit komplett ausfallen zu lassen, weil Sie beispielsweise abends in ein Restaurant eingeladen sind. Oft essen Sie dann umso mehr und – weil der Hunger so groß ist – vielleicht auch noch das Falsche.

Auch eine Ernährung am Arbeitsplatz, die aus vielen kleinen Snacks besteht, macht keinen Sinn, denn die Insulinmengen im Blut sind auf diese Weise immer hoch und lösen den nächsten Hunger aus.

Wichtig ist auch eine entspannte Atmosphäre beim Essen. Konzentrieren Sie sich beim Essen auf Ihre Mahlzeit oder auf ein nettes Gespräch. Wenn Sie beim Essen Zeitung lesen, fernsehen oder E-Mails abarbeiten, können Sie nicht gleichzeitig auf die Signale Ihres Körpers achten. Meistens essen Sie dann mehr, als Sie brauchen, um satt zu werden.

Aktuelle Studien zeigen, dass Menschen, die geregelt essen, weniger unter Insulinresistenz leiden, als Menschen, die ungeregelt essen. Insulinresistenz führt in den meisten Fällen zu einer erhöhten Insulinproduktion. Damit sind Hunger, Aufbau von Fettgewebe und gesundheitliche Probleme bis hin zum Diabetes mellitus vorprogrammiert. Essen Sie also idealerweise täglich nur drei sättigende Mahlzeiten, halten Sie die Pausen dazwischen ein und gönnen Sie Ihrem Körper auf diese Weise einen festen Zeitplan.

Fettkiller-Tagesplan

Von frischen Frühstücksmüslis und knackigen belegten Broten über schmackhafte Mittagsmahlzeiten, die auch am Nachmittag noch konzentriertes Arbeiten ermöglichen, bis hin zu leichten kohlenhydratarmen und eiweißreichen Abendmahlzeiten finden Sie hier Anregungen für Ihre Fettkiller-Mahlzeiten.
Stellen Sie sich drei sättigende Mahlzeiten nach Ihrem Geschmack zusammen und genießen Sie das Essen in einer ruhigen und entspannten Atmosphäre.

Frühstück

Die erste Mahlzeit des Tages sollte die leeren Akkus wieder auffüllen. Mit einem kohlenhydrat- und eiweißreichen Frühstück gelingt das ganz leicht.

- Ungesüßtes Früchtemüsli ohne Nüsse oder Schokolade, dazu Fruchtstückchen und fettarme Milch, Joghurt oder Vanille-Cremequark
- Vollkornbrot oder Vollkornknäckebrot mit Halbfettmargarine oder -butter dünn bestrichen, darauf ein paar Salatblätter, Gurken- oder Tomatenscheiben und Bratenaufschnitt, Corned Beef, Sülze oder Harzer Käse
- Vollkornbrot oder Vollkornknäckebrot mit Cremequark und Konfitüre (mit Süßstoff)
- Kaffee mit fettarmer Milch und Süßstoff oder Tee (auch aromatisierte Sorten, Kräuter- oder Früchtetee) mit Zitronensaft und Süßstoff
- Tomaten- oder Gemüsesaft
- Frisches Obst

Zwischendurch

Zwischen den Mahlzeiten sollten Sie möglichst nichts essen, damit der Insulinspiegel niedrig bleibt. Reichlich Flüssigkeit sorgt für eine problemlose Ausscheidung von Abbauprodukten und hemmt den Appetit.

- Kaltes, kalziumreiches Mineralwasser mit Kohlensäure, eventuell mit einem »Schuss« Fruchtsaft
- Grüner/schwarzer Tee (eventuell aromatisiert) mit Süßstoff und einer Prise Zimt verfeinert

Mittagessen

Damit Sie auch am Nachmittag leistungsfähig sind, sollte ein leichtes Mittagessen viele Kohlenhydrate mit einem niedrigen glykämischen Index und ausreichend Protein enthalten.

- Rohkost oder Blattsalate mit fettarmem Dressing
- Klare Suppe mit Gemüseeinlage oder Gemüsesuppe
- Pell-, Salz- oder Backkartoffeln, Reis oder al dente (bissfest) gekochte Nudeln
- Große Gemüseportionen, welche Sorte auch immer Sie mögen, ohne Sauce
- Hülsenfrüchte als Beilage, Suppe oder Eintopf, z. B. weiße Bohnen, Linsen, Erbsen
- Magerer Seefisch, Hähnchen- oder Putenbrust, Rindersteak oder -filet, Schweineschnitzel oder -filet, ohne Panierung gegrillt oder gedünstet
- Obst, Obstsalat, Grütze, Wackelpeter, Sorbet
- Espresso

Zwischendurch

Lassen Sie Ihrem Körper Zeit, das Mittagessen in Ruhe zu verarbeiten und den Insulinspiegel im Blut zu senken. Halten Sie Ihren Appetit mit Mineralwasser, Tee und Kaffe »im Zaum«.

- Kaltes, kalziumreiches Mineralwasser mit Kohlensäure, eventuell mit etwas Zitronen- oder Limettensaft verfeinert
- Kräuter- oder Früchtetee mit Süßstoff, dazu eventuell Vanillemark oder -aroma
- Kaffee mit Süßstoff und fettarmer Milch

Abendessen

Damit die nächtliche Fettverbrennung ideal unterstützt wird, sollten Sie abends wenige Kohlenhydrate, dafür aber ausreichende Mengen Eiweiß genießen.

- Große Rohkost- oder Salatplatte mit fettarmen Dressings aus hochwertigen Pflanzenölen oder MCT-Fetten, dazu gegrilltes Geflügelfleisch oder Fischfilet, ab und zu auch Ei
- Gemüse- oder Wokgerichte mit mageren Fleischstreifen
- Maximal 10 Gramm Kohlenhydrate, z. B. aus einer halben Scheibe Vollkornbrot, 2 Scheiben Knäckebrot, 1 kleinen Banane oder 1 Handvoll Weintrauben
- Espresso

Vor dem Schlafengehen

Versorgen Sie Ihren Körper noch einmal mit ausreichend Flüssigkeit, damit die nächtliche Ausscheidung von Schadstoffen gesichert ist.

- Kaltes kalziumreiches Mineralwasser mit Kohlensäure, eventuell mit etwas Zitronen- oder Limettensaft aromatisiert

Fitnessprogramm

Vergessen Sie nicht, sich ausreichend zu bewegen und sich sportlichen Aktivitäten zu widmen, damit die Muskulatur gefordert wird.
Muskeln sind die Hochöfen im menschlichen Körper, hier wird das Fett verbrannt. Während bei Diäten die Muskeln abgebaut werden, ermöglicht das Fettkiller-Konzept, dass die Muskulatur weitgehend erhalten bleibt. Dadurch ersparen Sie sich und Ihrem Organismus auch den Jo-Jo-Effekt. Bei Fitness sollten Sie aber nicht nur an Sport denken, denn die Alltagsbewegung ist von großer Bedeutung. Nutzen Sie jede Möglichkeit, die sich im Alltag bietet, um sich mehr zu bewegen.

- Gymnastik, Walken, Schwimmen, Radfahren, Rudern, Joggen
- Treppen steigen, zu Fuß gehen, spielen und toben, tanzen

Der Autor

Sven-David Müller gehört zu den bekanntesten Diätexperten in Deutschland. Täglich hat er mit den Problemen von Übergewichtigen zu tun. Der staatlich anerkannte Diätassistent hat Konzepte entwickelt, die dauerhaft schlanker machen. Regelmäßig ist Sven-David Müller zu Gast bei Talkrunden im Fernsehen. Zudem moderiert er seit vielen Jahren das Gesundheitsmagazin »GesundZeit«. Er gehört zum Expertengremium der Zeitschrift »Fit for fun«, »Frau von heute«, und außerdem ist er Diätexperte bei »Mini« und »Illu der Frau«.

Buchtipps

- Müller, Sven-David: Cholesterin- und Fett-Ampel, Knaur 2004
- Müller, Sven-David: Die Müller-Diät, Schlüter 2009
- Müller-Nothmann, Sven-David: Kalorien-Ampel, Knaur 2005

Internettipps

Hier finden Sie interessante Internet-Links:

- www.muellerdiaet.de
- www.svendavidmueller.de
- www.aid.de
- www.finde-deine-diaet.de

Register

A
Alltagsbewegung 67
Aufschnitt 28 f.

B
Backofen 57
Ballaststoffe 11 f., 60
Bierhefe 62
Blutzuckerspiegel 11 f., 61
Braten 55 f.
Brot 34 f.
Butter 17 f.

C
Carb-Cancelling 66 f.
Cholesterinspiegel 14
Cholin 62 f.
Croûtons 35 f.

D
Dämpfen 54 f.
Desserts 53
Dressings 49 ff.
Dünsten 54

E
Einkaufen 68 ff.
Eiscreme 40 f.
Energiebilanz 8 f.
Ernährungsumstellung 7
Espresso 65

F
Fertigprodukte 45 f.
Fett 13 f.
Fettgewebsabbau 14 f.
Fettkiller-Ernährung 15
Fettpolster 8 f.
Fisch 30 f.
Fleisch 25 f.
Frischkäse 21 f.

G
Geflügel 26, 29 f.
Gemüse 31 ff.
Getränke 46
Glykämischer Index 11 f.
Grill 56

H/I
Hackfleisch 26 f.
Insulin 12, 66

J
Joghurt 20 f.
Jo-Jo-Effekt 7 ff., 13, 59, 77

K
Kantine 70 f.
Kartoffeln 33 f., 52 f.
Käse 21 ff.
Ketonkörper 15
Knabbergebäck 44
Kochen 54
Kohlenhydrate 11 f., 66
Kondensmilch 19 f.
Körperfettanteil 10 f.
Kroketten 52
Kuchen 36 ff.

L
Leptin 63

M
Mahlzeitenplanung 66
Margarine 18 f.
Mayonnaise 51
MCT-Fette 61
Mikrowelle 58
Milch 19 f.
Milchprodukte, gesäuerte 20 f.
Mineralstoffe 64
Muskelmasse 8 ff., 13

N
Nahrungsergänzungsmittel 64
Nährwerte 68 f.
Nudeln 33 f.
Nüsse 39 f.

P
Pommes frites 52
Protein 8, 12 f., 59 f.

Q
Quark 21 f.

R
Reis 33 f.
Restaurant 70 f.
Ruhe 72 f.

S
Salat 31 ff., 49 ff.
Saucen 48 ff.
Schmoren 54 f.
Schnellimbiss 70
Schokolade 42 f.
Sport 67
Spurenelemente 64
Suppen 47 f.
Süßigkeiten 41 ff.

T/V
Torten 36 ff.
Vitamine 64

W
Wasser 65
Wurst 26, 28 f.

Z
Zimt 61
Zutatenverzeichnis 32, 68

Wichtiger Hinweis
Die im Buch veröffentlichten Ratschläge wurden von Verfasser und Verlag mit größter Sorgfalt erarbeitet und geprüft. Eine Garantie kann jedoch nicht übernommen werden. Ebenso ist eine Haftung des Verfassers bzw. des Verlags und seiner Beauftragten für Personen-, Sach- oder Vermögensschäden ausgeschlossen.

Bibliografische Information der Deutschen Nationalbibliothek
Die Deutsche Nationalbibliothek verzeichnet diese Publikation in der Deutschen Nationalbibliografie; detaillierte bibliografische Daten sind im Internet über http://dnb.d-nb.de abrufbar.

Oswald-Hesse-Straße 50, 70469 Stuttgart
2. unveränderte Auflage

Projektleitung:
Kathrin Gritschneder
Redaktion: Astrid Büscher
Bildredaktion: Sylvie Busche (Ltg.), Markus Röleke
Bildnachweis:
Umschlagfoto: Stock Food GmbH/Studio Bonisolli
Fotos: Getty Images/Stock Food/Susie M. Eising S. 6; IFA-Bilderteam/ IPS S. 16
Satz, Herstellung und Layout:
Dagmar Guhl
Reproduktion:
Repro Ludwig, A – Zell am See

Druck und Bindung: Offizin Andersen Nexö Leipzig GmbH, Zwenkau

Printed in Germany

ISBN 978-3-8304-3633-1

5 4 3 2 1

Bitte besuchen Sie uns auch im Internet unter der Adresse:
www.trias-gesundheit.de

Weitere Titel aus den Bereichen Gesundheit, Fitness und Wellness finden Sie im Internet unter:
www.wohl-fit.de